HUBERT MESSNER, geboren 1953, ist in einem Südtiroler Bergdorf im Villnößtal aufgewachsen. Er hat in Innsbruck Medizin studiert, in Modena Kinderheilkunde und wurde in Mailand, Graz, Toronto und London zum Neonatologen ausgebildet, bevor er in Bozen die Neonatologie-Abteilung übernahm und diese als Chefarzt mit großem Erfolg ausbaute. Seinen Bruder, die Bergsteigerlegende Reinhold Messner, begleitete er als Expeditionsarzt mehrere Male in den Himalaja und in Eiswüsten. Er ist seit Kurzem pensioniert und engagiert sich für soziale Projekte, wie unter anderem Essen auf Rädern und freiwillige Arbeitseinsätze in den Sommermonaten auf steilen Bergbauernhöfen. Während der Coronapandemie arbeitete er zeitweise wieder auf einer Covidstation und ist Testimonial für die Impfung.
Hubert Messner lebt mit seiner Frau und drei Söhnen in Südtirol.

LENZ KOPPELSTÄTTER, Jahrgang 1982, ist in Südtirol geboren und aufgewachsen. Er studierte Politik und Sozialwissenschaften in Bologna und Berlin und besuchte die Deutsche Journalistenschule in München. Heute ist er tätig für die »Frankfurter Allgemeine Sonntagszeitung«, »GEO« und »Salon«, er veröffentlichte einen Roman über Alma und Gustav Mahler in Toblach und schreibt eine erfolgreiche Südtirol-Krimireihe. Mit seiner Frau und zwei gemeinsamen Kindern lebt er in einem Weindorf südlich von Bozen.

HUBERT MESSNER
LENZ KOPPELSTÄTTER

DER SCHMALE GRAT

Als Arzt und Abenteurer
zwischen Leben und Tod

Wilhelm Heyne Verlag
München

FSC
www.fsc.org
MIX
Papier aus verantwortungsvollen Quellen
FSC® C014496

Penguin Random House Verlagsgruppe FSC® N001967

Taschenbucherstausgabe 12/2022

Redaktion: Angelika Lieke
Umschlaggestaltung: Eisele Grafik-Design, München
Umschlagfoto: Kay Blaschke
Satz: Leingärtner, Nabburg
Druck: GGP Media GmbH, Pößneck
Printed in Germany
ISBN: 978-3-453-60637-1

www.heyne.de

Für Cristina, Alex, Tim und Nik

INHALT

STERBEN

Und dann wird dir zum ersten Mal im Leben klar: Unter deinen Händen stirbt ein Kind.

Ich versuche, mich zurückzuerinnern. Wann war das? Als junger Arzt, auch im Rahmen der Ausbildung, wird man etliche Male mit dem Tod konfrontiert. Du siehst kleine Patienten, die sterben, tote Kinder, aber du fühlst dich für ihren Tod nicht verantwortlich. Sie sterben, aber sie sterben nicht *dir*. Du arbeitest im Team, du stehst in der zweiten Reihe, und wenn es kritisch wird, kommt der alte, erfahrene Oberarzt und übernimmt. Wenn das Kind stirbt, steht da vorne der Oberarzt.

Du bist zwar dabei, du siehst das Sterben, aber du stehst weiter hinten, du lässt es nicht so nah an dich heran. Kannst du auch gar nicht. Du bist noch viel zu jung dafür. Du würdest es nicht aushalten.

Ein totes Kind, ja. Aber da sind doch noch die anderen, die um dich stehen, die vor dir stehen. Weg! Verdrängen! Weg mit dem Tod! Ein junger Arzt zieht einen Schutzwall um sich herum, er will mit dem Tod nichts zu tun haben. Er sagt sich: Tod, das ist doch nicht das, weshalb ich Mediziner geworden bin. Das ist doch nicht meine Aufgabe. Ich bin schließlich nicht Pathologe geworden. Meine Aufgabe ist es, Menschen zu heilen, Menschen ins Leben zurückzuholen, Kinder zu retten. Ich bin Arzt. Lebensarzt. Nicht Totenarzt. Ich will Leben retten, weg mit dem Tod.

Der Tod kommt nicht vor.

Ich war 25 Jahre alt. Es war in Bozen. Im Sommer 1978. Ich hatte mein Medizinstudium beendet, auf der Station meine ersten Praktika gemacht. Ich war auf der Kinderinfektionsabteilung, wo wir mit einer schlimmen Epidemie zu kämpfen hatten. Eine Infektionskrankheit grassierte in Südtirol, die mehrere Kinder angesteckt hatte. Die Kinder wurden nach Bozen verlegt. Alles Neugeborene.

Die Situation war außergewöhnlich, schlagartig wurde mir in diesem Sommer bewusst, wie schnell Kinder sterben können. Kinder, die am Abend zuvor zwar krank, aber noch aktiv gewesen waren. Sie hatten Fieber, hingen am Tropf, aber sie lebten.

Am nächsten Tag waren sie tot.

Ich hatte mir einen Schutzmechanismus aufgebaut. Weil ich jung war. Weil ich unerfahren war. Wenn ich heute daran zurückdenke, bin ich mir sicher, dass ich es ohne diesen Schutzmechanismus nicht geschafft hätte. Die damalige Oberärztin war eine große Hilfe für mich. Sie hat mich viel gelehrt. Sie hat mich auch gelehrt: Manche Kinder dürfen sterben.

Drei Kinder sind damals innerhalb weniger Wochen gestorben. Wir konnten sie nicht retten, hatten keinerlei Möglichkeit.

Der Tod gehört zu unserer Arbeit.

Sie hatte mich so viel gelehrt, diese Ärztin: wie man sich einem Kind annähert, wie man es beobachtet, ganz anders als einen Erwachsenen. Sie hatte mich oft gefragt: Wie siehst du heute dieses Kind? Sie wollte keine Daten erfahren, keine Auswertungen. Sie fragte einfach, was ich beobachtet hatte. Wie das Kind auf mich wirkte. Als junger Arzt willst du untersuchen: Bauch abtasten, Lunge abhorchen, Herz prüfen. Aber sie fragte: Was hast du beobachtet? Leidet das Kind? Hat es Schmerzen? Welche Bedürfnisse hat es? Und forderte mich auf: Zieh deine Schlussfolgerungen daraus. Sie riss mich aus dem Tunnel der medizinischen Systematik heraus. Die Herangehensweise dieser Frau weckte die Begeisterung für den Arztberuf in mir. Das kann man an der Universität nicht lernen.

Genauso wenig wie den Umgang mit dem Tod.

Ein Kind ist tot.

Schutzmechanismus. Eine Mauer. Vielleicht war auch Zynismus Teil dieser Mauer. Vorgetäuschte Coolness, so tun, als ob einen das alles kaltließe.

Ja, das kann sein.

Vielleicht musste es sein.

Es gab diese drei Kinder, die ich sterben sah. Das war das erste Mal, dass ich mit dem Tod eines Menschen konfrontiert wurde, vom Sterben der Großeltern einmal abgesehen.

Ich erinnere mich an den Tod meiner Großmutter mütterlicherseits und an den Tod des Großvaters väterlicherseits. Ich war noch ein Kind. Grundschüler. Das Sterben der Alten gehörte ins Leben. Der Tod der Großeltern, der Tod alter Menschen im Dorf, davon machte man nicht viel Aufhebens. Ein alter Mann stirbt, eine alte Frau stirbt. Kinder werden geboren. Der Kreislauf des Lebens. Des Seins. Der Gang der Dorfgeschichte.

Der erste Tod überhaupt, an den ich mich erinnern kann, der mich schon als Kind beeindruckt hatte, war der Tod von John F. Kennedy. Ich erinnere mich, als wäre es gestern gewesen. Die Nachricht drang zu uns ins Tal. Ins Dorf. Drüben, in Amerika, haben sie den Präsidenten erschossen. Er war noch jung. Er sollte noch nicht sterben. Meinen Vater berührte dieser Tod sehr. Mein Vater war ein politischer Mensch. Dorflehrer, Schulleiter, Vizebürgermeister, Kriegsüberlebender.

Kennedy war für ihn eine Hoffnung, weit weg – und doch da. Jetzt war er plötzlich tot.

Erschossen.

Wir hatten keinen Fernseher, die Nachricht des toten Präsidenten erreichte uns wohl mit Verspätung. Mein Vater kam vom Gasthaus nach Hause und erzählte es uns. Mein Vater hat zu Hause viel von Politik gesprochen. Vieles habe ich damals noch nicht verstanden. Einiges aber schon: Da gab es zwei Großmächte. Auf der einen Seite die Sowjetunion, auf der anderen Seite Amerika. Dazwischen Europa, das sich vom Krieg erholte. Wir hatten Angst vor dem Kommunismus in unserem Tal. Angst, dass die Russen über uns herfallen. Amerika war unsere Perspektive. Und nun war dieser junge Kennedy tot.

1963.

Wir Schulkinder mussten in die Kirche. In St. Peter, im Villnößtal, in Südtirols Bergen, wurde für John F. Kennedy eine Messe gehalten. Mein Vater und der Pfarrer hatten das so bestimmt.

Das war der erste Tod in meinem Leben, der nicht sein sollte, der sich nicht richtig anfühlte. Der zu früh kam und eine Lücke hinterließ, weil da noch ein Weg zu gehen gewesen wäre. Weil der noch nicht alt war, der Kennedy, noch nicht am Ende seines Weges angekommen war, so wie meine Großeltern.

Jemand, der nicht hätte sterben dürfen.

Ein Kind tot, dessen Leben gerade erst hätte beginnen sollen. Alte Menschen sterben, das ist so, aber ein Kind sterben zu sehen ist etwas ganz anderes.

Kennedy war vergessen, ich war Medizinstudent, da wirst du mit dem Tod nicht konfrontiert. Mit Leichen, ja. Aber das ist nicht der Tod. Eine Leiche ist etwas, an dem man arbeitet, an dem man lernt. Du siehst diese Hülle nicht als jemanden, der gestorben ist. Das ist eine Leiche, kein Toter.

Obduktionsleichen haben mich nie berührt. Sie haben mich nur als Objekt fasziniert. Wir haben uns auch nicht mit der Geschichte der zu sezierenden menschlichen Überreste beschäftigt.

Vielleicht hätten wir das tun sollen. Vielleicht sollte man Medizinstudenten, bevor sie sich an toten Körpern ausprobieren dürfen, klarmachen, dass in diesen Körpern einmal Leben steckte. Vielleicht sollte man vorab vom Leben dieser Menschen erzählen.

Warum ist dieser Mensch gestorben? Warum hat er sich als Objekt für die Wissenschaft zur Verfügung gestellt?

Vielleicht.

Ich habe in den vergangenen Jahren mit vielen Kollegen über diese Frage gesprochen. Auch sie sagten mir: Nein, wir haben uns nicht mit dem Leben der Leichen beschäftigt. Wir haben Muskeln freigelegt, Sehnen freigelegt, Bänder freigelegt, uns auf das Studium konzentriert. Nicht auf den Menschen. Nicht auf die Person. Pure Abstraktion.

Vielleicht muss das so sein.

Vielleicht.

Ein Kind stirbt, ich stehe in dritter Reihe, weit hinter dem Oberarzt. Der Oberarzt sagt, wir können nichts mehr tun. Ich spüre keine Regung in mir. Keine Trauer, keine Wut. Nur rationales Denken: Das kann nicht sein! Es muss doch noch Möglichkeiten geben! Ich denke nur: Wir müssen weiter forschen, neue Möglichkeiten finden.

Das einzelne Schicksal spielte keine Rolle mehr, sobald ich das Krankenhaus verließ.

Zu Hause erzählte ich: Heute ist ein Kind gestorben. Das war's. Sieg der Rationalität. Der Oberarzt hatte erklärt, warum das Kind sterben musste. Ich hatte es verstanden. Es gab medizinische Gründe. Es wurde nicht erschossen, wie Kennedy, der Tod war erklärbar. Grausam, aber erklärbar.

Ein totes Kind.

Verdrängen, Rationalität, Selbstschutz, Mauer.

Jahre darauf starben uns Kinder aufgrund solcher Infektionen nicht mehr.

Später bewegte mich der Tod der Kinder viel mehr. Viel, viel mehr.

Mein erstes totes Kind, *meins*, als ich nicht mehr in der dritten Reihe stand, hieß Anna*. Immer noch in Bozen, zwei Jahre später, 1980. Ich arbeitete auf der Neugeborenenstation, die noch keine Intensivstation war, wie wir sie heute kennen.

Ich war noch ein junger Arzt, arbeitete mit Enthusiasmus. Ich lernte schnell und in kurzer Zeit. Der Oberarzt übergab mir viel Verantwortung, und ich nahm sie gerne an. Ich war 27. Es war Frühling. Ich war begeistert von der Arbeit. Unsere Möglichkeiten, Frühchen zu betreuen, waren begrenzt, die Beatmungsmöglichkeiten einfach. Wir haben die Kinder mit frischer Muttermilch ernährt, künstliche Ernährung kannten wir nicht.

Oft war ich nachmittags allein in der Station. Für Anna fühlte ich mich verantwortlich. Sie hatte leichte Atemprobleme, sich aber planmäßig von der Geburt und den ersten Lebenstagen im Brutkasten erholt. Sie wog über 1 000 Gramm.

Mittags ging es ihr noch gut, nachmittags traten plötzlich und völlig überraschend Komplikationen auf. Eine Kinderkrankenpflegerin rief mich. Sie hatte viel Erfahrung. Als junger Arzt waren erfahrene Pflegerinnen damals eine große Stütze, sie waren Autoritäten, Ansprechpartner.

Sie sagte mir: Dem Kind geht es sehr schlecht.

Ich war überrascht. Ich dachte: Warum? Es war doch eben noch alles in Ordnung.

---

* Alle mit einem * gekennzeichneten Namen wurden geändert.

Ich hatte gelernt, Kinder zu beobachten, und war überzeugt, ziemlich gut darin zu sein. Die Eltern waren im Krankenhaus, aber gerade nicht beim Kind, ich bat sie dazu. Ich sah das Kind an. Es sah mehr tot als lebendig aus. Gräulich. Blass. Aber dass Anna tatsächlich sterben könnte, daran glaubte ich keinen Moment. Im Enthusiasmus meiner jungen Jahre dachte ich: Ich kann alles. Ich rette jedes Leben. Dafür bin ich schließlich ausgebildet. Zu heilen.

Eine Hybris.

Auch die Eltern glaubten nicht daran, auch für sie war das nicht vorstellbar. Das Kind wird leben, muss leben. Die Kinder waren damals kaum an Überwachungsgeräte angeschlossen, es lief fast alles über Beobachtung. Unsere Instrumente waren unsere Augen. Unsere Erfahrungen.

Die Pflegerin sagte mir: Dr. Messner, das Kind stirbt Ihnen.

Ich antwortete: Das Kind stirbt mir sicher nicht.

Wir schlossen Anna an einen unserer wenigen Monitore an. Im Blick des Kindes war kein Leben mehr.

Wir schickten die Eltern aus dem Zimmer. Das war damals so üblich. Das würden wir heute nicht mehr so machen.

Wir riefen den Oberarzt an.

Er sagte: Gebt dem Kind noch mehr Sauerstoff, gebt ihm Flüssigkeit. Ich bin unterwegs.

Wir erhöhten den Sauerstoffgehalt im Inkubator. Dem Kind ging es jedoch sehr schlecht, und es war mir nicht mehr möglich, eine Infusion zu legen. Der Kreislauf war bereits zusammengebrochen.

Ein Wimpernschlag.

Keine Herzfrequenz mehr.

Blass. Dunkelgrau.

Als der Oberarzt schließlich ankam, war das Kind bereits tot. Es war das erste Mal, dass ich erfahren habe, wie schnell so ein kleines Wesen sterben kann. Die Haut fühlte sich sofort an wie kaltes Wachs. Das habe ich heute noch in Erinnerung, als wäre es gestern gewesen. So kalt, so schnell.

Anna. Ich fühlte mich verantwortlich. Zum ersten Mal. Ich hatte versagt. Es war eine Niederlage für mich. Anna war tot. Es gab keine zweite Chance.

Hatte ich alles richtig gemacht? Was hatte ich übersehen? Weshalb war ich nicht imstande gewesen, noch eine Infusion zu legen, Flüssigkeit zu geben?

Ich hatte versucht, das tote Kind zu reanimieren. *Aggressiv.* Ich hatte dem Kind intrakardial Adrenalin verabreicht, weil keine Vene zu finden gewesen war. Ich konnte mir selber nicht eingestehen, dass Anna tot war. Ich wollte es nicht wahrhaben. Ich dachte: Das gibt es einfach nicht.

Das Kind ist tot, sagte der Oberarzt. Er zog mich regelrecht weg.

Er fragte mich: Haben Sie das gemacht? Und das gemacht? Und auch das?

Ja. Ja. Ja.

Dann haben Sie alles gemacht.

Das rechne ich ihm heute noch hoch an. Er hatte versucht, mir das Gefühl des Versagens zu nehmen. Er sagte: Es gibt nicht *die* Schuld. Es gibt den Verlauf einer Krankheit, an dessen Ende wir manchmal einfach nichts machen können. Er verstand, unter welchem Druck ich gestanden hatte.

Auch die Oberschwester hatte mir Mut zugesprochen. Sie sagte: Das war ein Krankheitsbild, das Sie nicht beherrschen konnten. Sie hatte mir die große Last abgenommen. Die beiden waren sehr erfahren, sie hatten erkannt: Dem Kind kann nicht mehr geholfen werden, jetzt müssen wir diesem jungen Arzt helfen. Sie hatten versucht, mich aufzufangen.

Später habe ich stets versucht, es mit jungen Kollegen genauso zu machen. Wenn junge Ärzte mich angerufen haben, gesagt haben: Das Kind stirbt mir. Dann hatte ich stets dieses Mädchen, Anna, im Kopf. Auch das Bild, wie ich aufgefangen wurde.

Ich habe mich damals immer wieder gefragt: Ist das Kind wirklich tot? Immer wieder ging ich zu Anna, aber ich hatte Angst, sie erneut zu berühren. Ich hatte Schuldgefühle. Dem kleinen Wesen gegenüber, den Eltern gegenüber. Dem Oberarzt gegenüber, der mir großes Vertrauen entgegengebracht hatte.

Nach einer Weile wollte ich dann nur noch weg. Raus. Die Laufschuhe holen. In den Wald gehen. Laufen.

Ich redete kurz mit den Eltern. Ich sagte ihnen, wie leid es mir tut. Der Oberarzt sprach länger mit ihnen. Er hatte verstanden, dass ich keine Kraft hatte, den Eltern Kraft zu geben. Ich war nur versunken in meinem Versagen und in meinen Schuldgefühlen.

Machen Sie sich bitte keine Vorwürfe, sagte der Oberarzt noch einmal zu mir.

Laufen. Im Wald. Ich machte mir Gedanken, ob der Arztberuf wirklich das war, was ich machen wollte. Ob ich das noch einmal erleben wollte. Doch gleichzeitig ließ ich den Tag Revue passieren. Ich kam zu dem Schluss: Ich hatte alles getan, was möglich war. Ich kam auch zu dem Schluss: Ich will nach Möglichkeiten suchen, Kinder intensiver zu behandeln. Mehr lernen. Besser werden. Es muss noch mehr Möglichkeiten geben, den Kindern zu helfen.

Das Laufen beruhigte mich. Es gab mir neues Selbstvertrauen. Und es schenkte mir Distanz.

Am darauffolgenden Tag nahm mich der Chefarzt, der Leiter der gesamten Kinderabteilung, mit zur Autopsie. Wir sprachen kaum. Auch nicht über die Ereignisse des vorangegangenen Tages.

Die Autopsie bestätigte, dass Anna eine schwere Infektion gehabt hatte. Wir hatten keine Möglichkeit, das früher festzustellen.

Danach lud mich der Chefarzt zu einem Kaffee ein. Wir nahmen beide einen Schluck, dann sagte er: Lieber Kollege, das ist das Leben.

Das hat mich sehr beeindruckt.

Und nun verstand ich.

Auch das Sterben gehört zum Leben.

~

Die Fruchtblase ist geplatzt. Plötzlich ist der Kopf wie in Watte getaucht. Das Blickfeld wird zum Tunnel. Alles läuft wie im Film. Du schaust dir selbst beim Aufstehen zu. Die Zunge wird schwer, das Hirn, wie gelähmt. Jetzt! Das langsame Hirn vertraut den Ohren nicht. Wie? Jetzt schon? Aber … es … wir … du bist doch erst in der 33. Woche. In diesen Sekunden weiß ich noch nicht, dass mein Sohn, Ilay, der jetzt – sofort! – auf die Welt kommen will, eines von Hubert Messners letzten zu betreuenden Frühchen sein wird. Die Geschichte seiner Geburt soll hier zwischen den Kapiteln exemplarisch stehen für die vielen Frühchen und Eltern, denen Hubert zur Seite stand. Ich, der sonst so Rationale, kriege jetzt, im entscheidenden Moment, nichts auf die Reihe. Ich versage. Ich schwimme im weiten Ozean. Ich verspüre noch nicht einmal Gefühle. Keine Angst, keine Panik. Nichts. Meine Frau, die sonst so Chaotische, hat auf Autopilot geschaltet. Sie verschwindet im Bad. Sagt mir ganz ruhig: Ruf bitte den Rettungswagen. Ich verstehe die Aufgabe, doch meine Hände zittern, mein Hirn zittert auch. Notruf, klar. 1 – 1 … was noch mal? Da weiß ich also, wie sich der Wer-wird-Millionär-Kandidat fühlt, bei der 500-Euro-Frage von Günther Jauch. Antwort a: 112? Antwort b: 118 Antwort c: 227 Antwort d: 237? Sie wollen tatsächlich jetzt schon den Publikumsjoker …? Ilay kommt. Ich werde Vater. Schatz, der Rettungswagen kommt gleich. 33. Woche. Wie viel zu früh ist denn das? Ist das richtig zu früh? Nur ein bisschen zu früh? Ist das jetzt ein schöner Moment? Ein gefährlicher? Was, verdammt noch mal, kann ich tun? Ich zittere. So als hätte ich Fieber. Was sind wir Männer nur für schwache Kreaturen, wenn's darauf ankommt. Im Fenster reflektiert das Blaulicht. Es klingelt. Endlich. Der Rettungswagen ist da.

~

DAS GESCHENK

Was mich an Kindern fasziniert? Wie sie sich entwickeln. Die Neonatologie beginnt eigentlich bereits mit der Schwangerschaft, du beobachtest den Fötus, arbeitest mit den Geburtshelfern und Gynäkologen zusammen und verfolgst etwas Werdendes von Anfang an. Weit vor der Geburt. Du siehst den Ultraschall. Das ist faszinierend.

Bei der Geburt spürst du dann die Energie dieser Kinder. Es beeindruckt dich jedes Mal aufs Neue. Wenn sie auch noch so klein sind. Die Lebensenergie dieser kleinen Wesen, dieser Lebenswille, den der Mensch generell hat, ist immens. Und du kannst ihnen helfen. Sie haben die Energie, aber sie brauchen dennoch oft ein bisschen Hilfe. Diese Hilfe zu geben, das erfüllt dich. Manche Frühchen können die Augen nicht öffnen, aber bei denjenigen, die dich ansehen, erkennst du, dass sie merken, dass du ihnen hilfst. Ein unglaubliches Gefühl.

Wir helfen ihnen, über eine Brücke zu gehen, hinüber zum Leben. Sie brauchen nicht viel, wir halten nur ihre Hände, sie gehen alleine. Du siehst als Arzt von Tag zu Tag, wie sie sich erholen, wie sie sich entwickeln. Wie sie Energie entwickeln und einem selbstständigen Leben entgegengehen. Die Kraft nimmt zu, aber auch der Lebensgeist, die Lebensfreude. Das ist einfach unbeschreiblich.

Du betreust diese Kinder dann bis in die Pubertät. Du siehst, wie sie die motorischen Etappen meistern, aber auch die kognitiven. Du beobachtest ihre soziale Entwicklung – gemeinsam mit den Eltern. In wohl keinem anderen Ärzteberuf, in fast keinem anderen Beruf überhaupt, begleitest du

Kinder so lange. Das ist es – unter anderem –, was meinen Beruf so schön, so einzigartig macht. Du siehst nicht nur Teilaspekte, du siehst das Ganze.

Nur der Gemeindearzt hat eine ähnliche Funktion. Er begleitet manche Menschen von ihrer Kindheit an bis weit ins Erwachsenenleben. Auch das stelle ich mir sehr schön vor.

Wir Neonatologen begleiten auch Kinder, die durch die frühe Geburt im Leben mit Handicaps klarkommen müssen. Auch das ist eine wichtige und interessante Arbeit. Besonders wenn man sieht, wie Eltern sich mit dem Handicap des Kindes verändern. Erst wissen sie nicht, wie damit umzugehen ist, dann gewinnen sie Selbstvertrauen, werden stark.

Ich spreche hauptsächlich von motorischen und kognitiven Beeinträchtigungen. Lungen- und Herzproblematiken sind heute relativ gut operierbar.

Jede Frau wird schwanger und denkt: Ich werde ein gesundes Kind haben. Auch der Vater denkt das. Geschlecht? Egal. Hauptsache gesund. Nichts anderes zählt. Nichts anderes wünscht man sich im Innersten. Aber etwas mehr als zehn Prozent der Kinder haben Probleme bei der Geburt. Von diesen zehn Prozent haben wiederum zehn bis 15 Prozent eine Beeinträchtigung, die grundsätzlich mit einer negativen Valenz behaftet ist. Wir versuchen immer, Eltern so früh wie möglich über eventuelle Handicaps zu informieren, wir bemühen uns jedoch auch, dies nicht im negativen Sinne zu machen. Wir versuchen über positive Entwicklungsmöglichkeiten zu sprechen.

Männer tun sich schwerer als Frauen, mögliche Beeinträchtigungen zu akzeptieren, da müssen wir mithelfen, begleiten, damit die Beziehung zwischen den Eltern und den Kindern nicht durch diese Beeinträchtigung leidet. Eltern und das soziale Umfeld spielen eine ganz große Rolle bei der

Entwicklung des Kindes. Wenn ich als Elternteil das Handicap akzeptiere, dann helfe ich meinem Kind ungemein.

Man muss den Eltern aber auch Zeit geben. Viele, viele Male mit ihnen reden. Diese Gespräche, auch wenn sie sich wiederholen, auch wenn sie dich als Arzt vielleicht sogar ermüden, sind ungemein wichtig. Wir dürfen nicht darauf verzichten.

Die Eltern fragen immer: Warum ist das passiert? Warum ist das gerade *uns* passiert?

Du musst sie darüber immer wieder sachlich aufklären.

Dann fragen sie: Warum sehen wir keine Fortschritte?

Dann musst du ihnen die kleinen Fortschritte aufzeigen, die sie am Anfang einfach nicht erkennen können.

Das Interessante ist, dass die Eltern im Laufe der Zeit umschwenken, im Kind plötzlich nur noch Positives, oft sogar Unrealistisches sehen. Dann ist es unsere Aufgabe, sie wieder in die Realität zurückzuholen, ihnen zu sagen: Tut mir leid, aber Ihr Kind wird das nicht können.

Ein Neonatologe ist der erste Ansprechpartner für die Eltern, als Arzt, Psychologe, in gewissem Sinne Seelsorger, alles zusammen. Oft habe ich Gespräche geführt, die mit dem Kind eigentlich gar nichts zu tun hatten. Ich bin da zum Zuhören. Egal, worum es geht. Ein Chirurg will einfach nur operieren, der hat mit Eltern nichts am Hut, aber zu unserem Job gehört das dazu. Und es ist schön und wichtig, dass es dazugehört.

Wir beobachten die Freuden und die Trauer der Eltern, wir sind das Netz, das sie auffängt, wenn sie fallen.

Der Zugang zum Kind ist ein anderer als zum erwachsenen Patienten. Beim Kind besteht eine geringere Hemmschwelle. Aber wenn dich das Kind nicht an sich heranlässt, hast du keine Chance, beim Erwachsenen kann man das eher rationalisieren. Das Kind funktioniert nur über Emotion.

Ich habe während meiner Berufstätigkeit viele Neonatologie-Stationen weltweit gesehen. Überall hat mich der Enthusiasmus dort beeindruckt. Neonatologie-Abteilungen sind anders als andere Krankenhausstationen. Wir arbeiten mit den Kleinsten der Kleinen. Sie brauchen sehr viel Zuneigung, und wir alle haben gelernt, mit ihnen zu reden. Jeden Tag. Mit Kindern zu reden macht dich zu einem positiveren Menschen, und ich bin überzeugt, die Kinder geben dir viel Energie.

Es gibt auf den Neugeborenenstationen eine große Empathie. Wer keine Empathie hat, wird nicht lange in einer Neonatologie arbeiten. Das ist ein positiver Kreislauf, er siebt negative Energie aus.

Wir arbeiten heute viel weniger aggressiv, weniger invasiv als noch vor Jahrzehnten. Wir unterstützen die Kinder und geben ihnen die Chance, ihre eigenen Energien zu nutzen.

Jeden Tag wird über jedes einzelne Kind diskutiert, nicht über Nummern, über Kinder mit Namen, mit Gesichtern. An dem Tag, an dem ein Kind nach Hause gehen darf, ist die Begeisterung bei allen groß. Diese Begeisterung schwappt auf andere Eltern über, die noch warten müssen, kämpfen, hoffen.

Kinder, Eltern, Betreuer – wir bilden beinahe eine Einheit. Es geht nur zusammen. Niemand darf fehlen.

Glücksmomente gibt es viele: wenn ein Kind das erste Mal selbstständig atmet. Wenn es das erste Mal die Augen öffnet. Wenn du den Eltern sagen kannst, das Kind ist übern Berg, und dann das Glück in ihren Gesichtern siehst.

Wenn du spürst, wie die Eltern Vertrauen in ihre Kinder bekommen.

Bereits in den 1930er-Jahren gab es erste, primitive Frühchenstationen, man nannte sie »Stationen für schwache Kinder«. Wie falsch! Total falsch! Es sind Energiebündel. Man muss nur verstehen, dieser Energie einen Weg zu verschaffen.

Sie wollen leben. Und dieser Lebenswille muss gestärkt werden.

Die Eltern sind in den ersten Tagen überfordert, nicht vorbereitet auf diese Extremsituation. Sie haben Schwierigkeiten, sich mit dem möglichen Tod ihres Kindes auseinanderzusetzen. Diese Ängste müssen wir mildern. Negative Gedankenspiralen unterbrechen.

Wir ermutigen sie, ihr Kind zu berühren, es zu streicheln, mit ihm zu reden, ihm Geschichten zu erzählen. Das alles hilft den Eltern sehr beim Versuch, ihre Ängste zu bewältigen.

Sie hatten die Vorstellung von einem gesunden Kind, von einer unkomplizierten Geburt – und stehen jetzt vor einer komplett anderen Situation. Das ist eine extrem große Belastung, und sie müssen einen langen und oft schwierigen Lernprozess durchlaufen.

Oft ist der Ausgang ungewiss und nicht immer positiv.

Sollte das Kind beeinträchtigt sein, kann das die Eltern auseinanderreißen.

Es kann sie aber auch zusammenschweißen.

Das Kind lernt schnell, mit seiner Beeinträchtigung zu leben, und die Eltern lernen dann, mit diesem beeinträchtigten Kind zu leben.

Als ich begann, war die Neonatologie noch ein sehr junger Bereich innerhalb der Kinderheilkunde. Die Entwicklung von den 1970er-Jahren bis heute ist überwältigend – und es war schön, an dieser Entwicklung beteiligt gewesen zu sein. Ich hatte das große Glück, selbst Neues herausfinden und umsetzen zu können, neue Wege gehen zu können, nicht ohne mich dabei immer wieder selbst infrage zu stellen. Im positiven Sinne.

Wir Neonatologen haben Grenzen verschoben. Nicht nur die Überlebensquote, sondern auch die Lebensqualität der Frühchen hat sich über die vergangenen Jahrzehnte hinweg entschieden verbessert. Der Dank gilt meinen vielen Mitarbeitern und Kollegen. Wir haben das gemeinsam geschafft, ich habe lediglich die Richtung vorgegeben. Das Hauptaugenmerk habe ich dabei auf das Gemeinsame, auf die Zusammenarbeit gelegt, wobei jeder Einzelne für die Entwicklung in seiner Rolle wichtig war.

Während meiner Anfangsjahre waren die Neugeborenenstationen für Eltern noch vollkommen tabu. Ich hasste das. Es gab gläserne Korridore, durch die Verwandte gehen konnten, um zu den Kindern hineinzuschauen. Ich kam mir vor wie in einem Affenhaus. Das wollte ich nicht.

Als ich schließlich in der Position war, mitzudiskutieren, ließ ich Stationen für Eltern und auch für Geschwister öffnen. Die Infektionsgefahr von außen wurde damals als ein großes Problem für Frühchen betrachtet – auch wenn die Studien das nie beweisen konnten. In Wahrheit ist die Infektionsgefahr durch Keime innerhalb des Krankenhauses wesentlich größer. Und das Abschotten der Kinder tut niemandem gut. Den Kindern nicht und auch nicht den Eltern.

Die Öffnung war ein Kulturwandel – das betraf auch die Ärzte und Schwestern. Es gab viele Widerstände, aber ich setzte mich durch. Das Umdenken war wichtig, ebenso wie technische Entwicklungen wichtig waren, zweifelsohne. Davon bin ich bis heute überzeugt.

Die Humanisierung der Neugeborenenbetreuung ist ein zentraler Aspekt des stetigen Fortschritts auf diesem Gebiet. Überall in der Welt.

Die derzeitigen Ziele in der Neonatologie sind die Weiterentwicklungen der Überlebenschancen bei Geburten in der 22. und der 23. Schwangerschaftswoche. Ich persönlich bin keineswegs überzeugt, ob das tatsächlich der richtige Weg, das richtige Ziel ist. Heute überleben nur 20 bis 40 Prozent der in diesen Wochen geborenen Kinder, und diese Überlebenden haben ein sehr hohes Risiko einer Beeinträchtigung. Ich frage mich: Wo wird irgendwann die Grenze sein? Mit zunehmendem Alter, mit zunehmenden Arbeitsjahren und zunehmender Erfahrung stellte sich mir diese Frage immer öfter. Dürfen wir weitere Grenzen überschreiten? Müssen wir? Wo hört das auf?

Die Faszination *Frühgeburt* wird für mich bleiben, auch jetzt noch, da ich nicht mehr in die Station gehe.

Wie alle Kinder lernen auch die Frühchen jeden Tag etwas Neues dazu. Ihre Entwicklung ist ein langer Weg. Sie kommunizieren zunächst nur über Bewegungen, suchen Herausforderungen.

Dann beginnen sie zu sprechen, sich mitzuteilen.

Werden selbstständig.

Nabeln sich ab.

Ich liebe ihre Offenheit, die Unbeschwertheit. Sie sind ohne jegliche Vorurteile und gehen auf dich zu, wenn du es zulässt.

Ein Kind freut sich einfach an der Welt.

Welcher Erwachsene kann das noch?

Was ist die Kunst des Erwachsenwerdens? Das Kind in sich bewahren. Die Lebensfreude. Die Aufgeschlossenheit. Offen sein für alles. Vorurteilslos sein. Vertrauen haben.

Als Erwachsener brauchst du genau das, um ein guter Mensch zu sein.

Als Arzt brauchst du genau das, um ein guter Arzt zu sein.

~

Blick auf die Straße. Dann wieder Blick nach hinten. Da irgendwo im Schlund des Rettungswagens sitzt meine Frau. Oder liegt sie? Irgendwo da hinten, im Bauch meiner Frau, ist mein Sohn, der rauswill.

Lass dir Zeit, Ilay! Lass es uns ins Krankenhaus schaffen.

Ich sehe nichts. Ich höre nichts. Der Fahrer neben mir ist ruhig. Mir schwirren tausend Fragen im Kopf herum und doch nur die eine: Geht das alles gut aus? Ich möchte den Fahrer das fragen. Ich frage ihn nicht. Ich realisiere: Er kann mir keine Antwort darauf geben. Er kann es nicht wissen. Die Antwort würde mir auch nichts nützen. Ich schweige. Er schweigt. Ich schaue auf die Straße. Zähle in Gedanken bis hundert. Dann noch einmal von vorn, dann noch einmal. Wie oft werde ich bis hundert zählen müssen, bis wir endlich da sind? Sirene immer wieder an. Vor uns teilt sich der Verkehr, die Autos weichen an den Straßenrand aus. Wir rasen. Noch nie sind wir so schnell in die Stadt gekommen. Noch nie erschien mir die Fahrt so lang. Irrationalität in meinem Kopf. Wir erreichen die Notaufnahme. In meinem Kopf immer noch ein unerklärlicher Verwirrungsmix. Ich bin erleichtert, endlich da zu sein. Hier sind die Ärzte. Die Neonatologen. Hier in der Bozner Neonatologie, deren guter Ruf ihr vorauseilt.

Ich habe von Hubert Messner schon viel gehört, aber ich kenne ihn nicht persönlich. Noch weiß ich nicht, dass Ilay eins der letzten Frühchen sein wird, die er betreut. Noch weiß ich nicht, dass wir irgendwann dieses Buch zusammen schreiben werden. Dass wir Freunde werden.

Endlich sind wir da, wo man sein sollte, wenn ein Kind zu früh auf die Welt will. Gleichzeitig wallt Angst in mir auf. Je näher wir der Station sind, desto näher sind wir auch der Wahrheit.

Diese Wahrheit kann auch ein Schock sein. Was werden die Ärzte sagen? Geht es Ilay gut? Wird das alles gut gehen? Die Angst ist so groß. Ich spüre meine eigene Hilflosigkeit.

~

KINDHEIT IN DEN BERGEN

Ich bin in den 1950er-Jahren geboren, da kamen in Südtirol die allermeisten Kinder noch zu Hause zur Welt. Krankenhäuser waren Häuser für Kranke, nicht unbedingt für Gebärende. Reine Geburtsstationen gab es nicht. Nur der Klerus betrieb private Geburtshäuser.

Ich aber wurde nicht zu Hause geboren. Ich kam bei den *Grauen Schwestern* in Brixen zur Welt, in einer Geburtseinrichtung von Klosterfrauen mit grauem Schleier. Die Hebamme meiner Mutter war der Meinung, die Geburt könnte kompliziert werden, deshalb wurde meine Mutter abends aus dem Tal hinausgebracht. Es war Ende Oktober und bereits finster. Es gab damals ein Postauto in Villnöß, einen Lastwagen, auch ein paar Vespas und ein weiteres Auto, das als Taxi fungierte. Dieser Wagen brachte meine Mutter zu den Schwestern. Nicht ohne Komplikationen; am Ausgang des Tales hatte das Auto einen Platten.

Die Geburt verlief dann problemlos. Um sechs Uhr früh des nächsten Tages kam ich zur Welt.

Ich wog 2900 Gramm. Ein normales Gewicht. Meine Mutter fuhr mit mir nach ein paar Tagen wieder nach Hause. Für sie war der Aufenthalt in Brixen wie Urlaub gewesen. Zu Hause war immer so viel zu tun.

Vor mir hatte meine Mutter bereits fünf Brüder und eine Schwester auf die Welt gebracht. Helmut. Reinhold. Günther. Erich. Waltraud. Siegfried.

Ich war der siebte.

Nach mir kamen noch zwei Brüder.

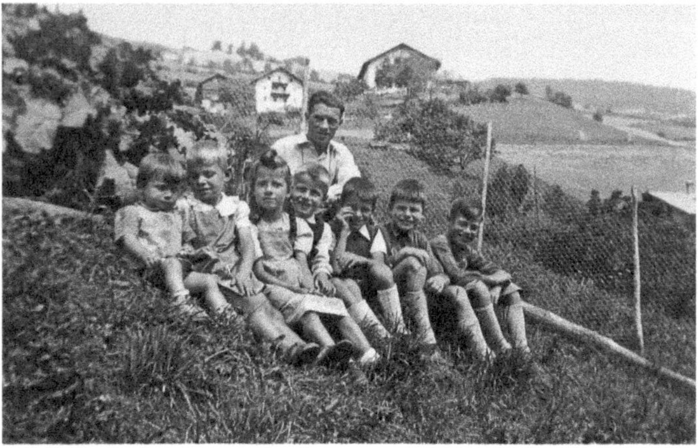

Mein Vater Josef mit meinen Geschwistern und mir (ganz links) am steilen Hang hinter unserem Haus

Hansjörg und Werner.

Insgesamt waren wir neun.

Ich denke, das Leben in der Großfamilie war für unsere Entwicklung immens wichtig. Ich maß mich an den Brüdern. Wir verbündeten uns.

Wir Geschwister sind alle unsere Wege gegangen. Zwei meiner Brüder sind in den Bergen gestorben. Auf dem Sterbebett hat Mutter dem Kleinsten, Werner, einen Auftrag gegeben: Er sollte zweimal im Jahr alle Geschwister zusammentrommeln. Seitdem treffen wir uns zu Weihnachten und im Sommer. Wir alle mit Familien. Da kommen schon mal vierzig Leute zusammen.

Villnöß. Das Bergdorf St. Peter. Meine erste Kindheitserinnerung: Ich beschließe, den Hügel hinter unserem Haus zu erklimmen. Unser Haus lag im Talboden, die Schule und die Kirche aber waren auf diesem Hügel. Da wollte ich hoch.

Unten, in die Talsohle, gelangte von Mitte November bis Mitte Februar keine Sonne. Oben, auf dem Hügel, schien sie. Ich wollte zur Sonne. Unbedingt.

Eines Morgens, ich war wohl vier, vielleicht fünf, ging ich los. Ich habe mich zwischen der Schule und dem angrenzenden Hof auf die Wiese gesetzt.

Alle dachten, ich wollte unbedingt zur Schule gehen, doch das wollte ich überhaupt nicht. Ich wollte nur die Sonne genießen. Beim ersten Schnee war ich immer unglücklich.

Es war so finster im Tal unten.

Meine Mutter war einverstanden. Kommst halt zum Mittagessen wieder runter, sagte sie.

Meine älteren Brüder hatten mich, wenn die Schule aus war, immer wieder mit ins Tal genommen.

Im Villnößtal lebten damals rund tausend Menschen, darunter viele Kinder. Die größten Familien hatten ein gutes Dutzend Kinder. Spielen hieß für uns nicht, auf den Spielplatz zu gehen. Spielen hieß, einfach draußen zu sein. Im Wald. Auf den Wiesen. Am Bach.

Nachmittags trafen wir Kinder uns auf der Straße. Dort waren zumeist nur Rösser mit Fuhrwerken unterwegs. Und einmal am Tag der Autobus. Dem liefen wir hinterher. Es gab im Dorf eine Heustadelbrücke, die sich über die Straße spannte, durch die der Bus hindurchmusste. Wenn der Bus jedoch viele Koffer auf dem Dach geladen hatte, passte er nicht darunter. Wir warteten gespannt auf der Brücke, schauten, wetteten, ob er diesmal durchkommt oder nicht – und hatten unseren Spaß dabei.

Wir erfanden Spiele. *Hutzetreiben*, so nannten wir unser Lieblingsspiel. Wir traten Marmeladendosen zusammen, suchten Stöcke im Wald, gruben zwei Löcher in dem erdigen Boden vor dem Sägewerk und spielten mit den verbeulten Dosen eine Art Mischung aus Hockey und Golf.

Wir bauten Waldhütten, Dämme an den Bächen. Später spielten wir Fußball. Immer wieder Fußball. Wir waren stets zehn bis fünfzehn Kinder. Wo wir waren, war immer etwas los. Die Sommerabende waren lang, und wir gingen erst heim, wenn es finster wurde.

Im Winter fuhren wir auf den Hängen neben dem Haus im frischen Schnee Ski. Lifte gab es nicht.

Vater hatte uns Schlittschuhe besorgt, die man auf die Bergschuhe schnallen konnte. Das Gasthaus im Dorf hatte draußen eine Boccia-Bahn für die italienischen Sommertouristen. Im Winter war die Bahn zugefroren. Da liefen wir Schlittschuh.

Wir hatten kaum Spielsachen. Lego gab es erst später.

Wir bauten uns unsere eigenen Spielsachen.

Es war die totale Freiheit.

Unsere Eltern hatten gar keine Zeit, sich um uns zu kümmern. Sie ließen uns machen und hatten ein riesiges Vertrauen in uns.

Heute ist das unvorstellbar. Heute lastet ein viel größerer Druck auf den Schultern der Eltern – und auch auf den Schultern der Kinder.

Wir haben verlernt, unseren Kindern Vertrauen zu schenken. Viele können nicht einmal mehr auf Bäume klettern. Sie dürfen nicht mehr am Bach spielen, nicht mehr auf der Wiese herumtollen, weil man überall Gefahren wittert und ihnen keine Verantwortung überlässt.

So können sie nicht selbstständig werden. Sie haben keine Möglichkeit zu lernen, sich selbst zu vertrauen und Verantwortung zu übernehmen.

Wir sollten keinen Zaun um unsere Kinder bauen. Zäune schützen Kinder für den Moment, vielleicht. Aber nicht fürs Leben.

Ich wünsche allen Kindern zumindest ein bisschen von der Freiheit, die wir damals hatten.

Ein großes Ereignis für uns Kinder im Villnößtal war das Fest des Nikolaus', er kam immer gemeinsam mit den furchterregenden Teufeln und war ein sehr belehrender Geselle. Zuerst las er vor, was alles nicht gut war, erst ganz am Ende wurde kurz erwähnt, was gut war. Wir bekamen ein kleines Säckchen mit Nüssen, Orangen und Schokolade.

Zu Weihnachten saß die ganze Familie zusammen, die Größeren kamen von den Schulen zurück ins Tal. Die Eltern hatten für jedes Kind eine Kleinigkeit unter den Weihnachtsbaum gelegt. An den Tagen danach gingen wir zusammen in die Berge zum Skilaufen, verbrachten Tage auf den Hütten und genossen die gemeinsame Zeit.

Lichtmess, der 2. Februar, war damals auch ein wichtiger Tag. Da trafen sich die Bauern beim Wirt im Dorf, sie zahlten die Knechte aus, suchten nach neuen Knechten. Das war spannend. Die Bauern kamen mit Rössern und Wagen von den Höfen, sie tranken viel, aßen den ganzen Tag, spielten Karten mit den alten und neuen Knechten. Der Wirt verfrachtete sie abends wieder in ihre Wägen, und die Rösser brachten die schlafenden Bauern alleine wieder nach Hause.

Immer am 15. August, zu Mariä Himmelfahrt, fand das Wiesenfest statt, und es traf sich das ganze Dorf. Da wurde getanzt, gegessen, getrunken und gerauft. Eine Gaudi.

Wir hatten keinen Fernseher, nur ein Radio. Es lief während des Mittagessens. Nachrichten. Auch abends: Nachrichten. Wir durften nicht reden, denn Vater wollte hören, was da draußen in der Welt passierte.

Es gab bei uns kein Wohnzimmer, die Küche war alles in einem, der einzige beheizte Raum, da stand der Herd. Vater hatte sein Arbeitszimmer. Dorthin zog er sich zurück, um in seinen Büchern zu schmökern, aber für uns war dieses Zimmer tabu.

Mein Vater war Lehrer und Schulleiter. Meine Mutter versorgte neben ihrer vielen Hausarbeit zudem unsere Hühnerfarm. Wir Kinder mussten mithelfen, jeder hatte seine Aufgabe. Ich musste die Ställe ausmisten, die Tiere füttern, Eier einsammeln, Eier wiegen. Mein Vater verkaufte die Eier und Hühner in ganz Südtirol.

Vater war sehr streng und hatte viele soziale Ängste, wie zum Beispiel Angst, dass seine Buben im Dorf nicht das darstellten, was er sich vorstellte. Schließlich waren wir die Kinder vom Lehrer. Wir wurden im Dorf auch nie bei unseren Namen genannt. Immer hieß es nur: »Schau, die Lehrerkinder!« Von meinen älteren Brüdern weiß ich, dass Vater sie geschlagen hat. Mich hat er nie geschlagen. Unsere Mutter federte viel ab. Sie hatte keine Bedenken, was uns Kinder betraf, sie hatte ein Urvertrauen in ihre Kinder, in die Welt. Sie war eine herzensgute Frau. Weitblickend.

Vater kam aus armen Verhältnissen, Mutter aus guten. Beide stammten aus dem Tal. Mutter war sehr religiös, noch religiöser als Vater. Als kleine Kinder mussten wir sonntags in die Kirche gehen, später gingen wir nicht mehr hin. Das machte meinem Vater schwer zu schaffen.

Wir waren alle Ministranten, das war man einfach, ungefragt. Messe um sechs, Messe um sieben, Schulmesse. Wir waren immer da. Eines Tages geschah dann etwas, das ich nie vergessen werde. Ich war acht, neun vielleicht. Ich musste dem Herrn Pfarrer für die Wandlung den Wein und das Wasser reichen. Wir feierten damals noch die lateinische Messe, alles mit dem Rücken zu den Kirchgängern. Nach der Wandlung stellte der Herr Pfarrer den Kelch normalerweise wieder in das Tabernakel, dieses eine Mal vergaß er es.

Der Kelch blieb einfach auf dem Altar stehen.

Ich nahm ihn, faltete das Tuch, auf dem er stand, stellte beides weg. Wie es sich gehörte.

Nach der Messe, in der Sakristei, schlug mir der Herr Pfarrer ins Gesicht. Immer und immer wieder.

Was denn in mich gefahren sei, den heiligen Kelch zu berühren?

Der Kirchendiener hielt mich fest. Der Pfarrer schlug zu.

Ich lief weinend nach Hause. Schwor mir, nie wieder in die Messe, nie wieder in die Kirche zu gehen.

Seit dem Zeitpunkt habe ich ein zwiespältiges Verhältnis zur Kirche.

Mein Vater meinte, der Pfarrer habe das Recht gehabt, mich zu schlagen. Meine Brüder verbündeten sich mit mir, auch sie gingen kaum noch zum Gottesdienst.

So ein Tal, das war ein in sich geschlossenes System, kaum etwas drang nach außen, jeder behielt alles hinter seinen vier Wänden zurück.

Gefangen im Paradies, abgeschottet nach außen.

In meinen ersten Lebensjahren verließ ich das Tal nie. Das Tal war meine Welt. Es war auf eine Art fantastisch, im Sinne des Wortes. Im Sommer sind wir mit der Großmutter auf die Alm. Wir schliefen im Heustadel. Auf zugeschnittenen Brettern rutschten wir die steilen Wiesen hinunter. Wir schnitzten Pfeil und Bogen. Wir waren in den Bergen. Alleine.

Die Berge haben mich geprägt. Sie schlossen das Tal ab, dahinter war für uns das Nichts. Mit den älteren Brüdern, mit Reinhold, Günther und Erich stieg ich hoch. Auch Vater nahm uns manchmal mit. Es gab keine ausgetretenen Wege, wir kraxelten einfach herum, Vater und die größeren Brüder sicherten uns mit alten Seilen. Die Sass Rigais war mein erster Gipfel, 3000 Meter, da war ich fünf oder sechs.

Als kleines Kind ging es nur darum, es bis oben zu schaffen, darum, die Angst zu überwinden, ein Gefühl für Höhe und Tiefe zu bekommen. Es war ein spielerischer Wettkampf.

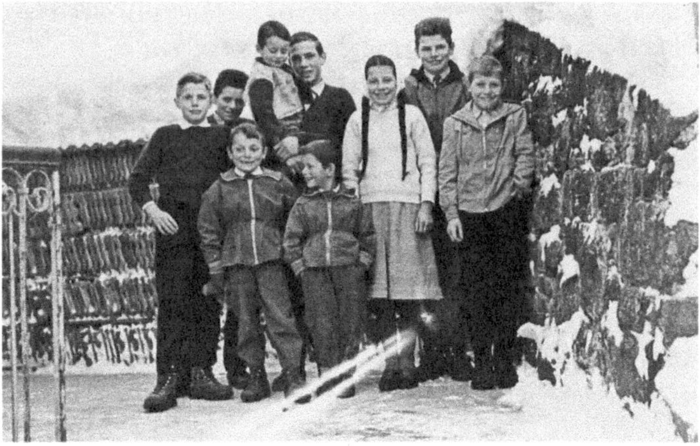

In den frühen 1960er-Jahren: Meine Geschwister und ich (vorne links) auf unserer Terrasse

Später dann, in den Jugendjahren, faszinierte mich der Ausblick. Die vielen Gipfel. Was mochte in den anderen Tälern, hinter den Gipfeln, wohl sein? Wie groß die Welt mir erschien! Für uns war das Tal alles, doch am Gipfel sah ich die Welt da draußen.

Als ich sechs war, kam ich zum ersten Mal aus dem Tal hinaus. Im Winter hatte ich mit Ästen aus dem Wald einen Slalomkurs in den Schnee gesteckt, fädelte mit meinen zwei Meter langen Holzskiern ein und brach mir den Unterschenkel. Es tat furchtbar weh, und ich schleppte mich mühsam nach Hause.

Mein Vater glaubte nicht an einen Knochenbruch. Er war der Meinung, mit gebrochenem Bein hätte ich gar nicht nach Hause gehen können. Meine Mutter rieb den Schenkel mit essigsaurer Tonerde und Zink ein. Von der Schule durfte ich ein paar Tage zu Hause bleiben, dann musste ich wieder hin. Ich kam verschwitzt und mit schmerzverzerrter Miene dort an.

Die Lehrerin, eine Klosterfrau, meinte zu meinem Vater: Dem Kind fehlt doch etwas.

Was soll er haben, er hat es doch zu Fuß geschafft, da kann es nicht so schlimm sein.

Am nächsten Tag die gleiche Qual. Da sprach einer der Lehrer meinen Vater, den Schulleiter, an. Dieser Lehrer hatte ein Auto, er bot an, mich nach Bozen zu einem Orthopäden, den er kannte, zu fahren. Mein Vater willigte schlussendlich ein.

Ich erinnere mich an das riesige E-Werk am Eingang von Bozen, die beeindruckenden Röhren, in denen das Wasser von den Bergen herunterschießt, um Strom zu erzeugen. Ich erinnere mich an den Bahnhof und an die Burgen um Bozen herum, an die vielen Menschen und an die aneinandergereihten Häuser. All das gab es im Dorf natürlich nicht.

Der Orthopäde untersuchte mich, er sagte, der Bruch sei bereits wieder etwas verknöchert. Aber verformt. Er brach mir den Unterschenkelknochen erneut. Der Schmerz war kaum auszuhalten. Dann wurde ich eingegipst.

Hansjörg und Werner, meine beiden jüngeren Brüder, weinten fürchterlich, als ich wieder nach Hause kam. Sie dachten, ich hätte jetzt einen Holzfuß wie der Nachbar, der tatsächlich mit einem solchen Ding aus dem Krieg zurückgekehrt war. Ab und an erlaubte er uns, mit dem Hammer darauf zu schlagen.

Der Arzt ist mir bis heute in Erinnerung geblieben; immer wenn ich mit Orthopäden zu tun hatte, musste ich an ihn denken. Wie weh er mir damals getan hat!

Viele Ärzte haben heute noch eine absolute Insensibilität den Schmerzen anderer gegenüber. Das musste ich bereits als Kind erfahren und habe daraus gelernt. Schmerzen können und müssen von uns Ärzten behandelt werden. Schmerzen müssen nicht zwangsläufig zum Leben dazugehören.

Ab meinem neunten Lebensjahr war ich im Sommer auf den Almen von Bauern aus dem Tal, um Kühe zu hüten. Anfangs hatte ich schreckliches Heimweh. Mir fehlten die Brüder und die Nachbarskinder, das gemeinsame Beisammensein in unserer Küche. Das Leben alleine da oben war hart. Die Bauern hatten fast nichts. Ein kleiner Hof, ein paar Kühe, mehr war da nicht. Einmal musste ich eine Kuh alleine von der Alm zum Stier nach St. Peter ins Dorf führen, damit der sie besamen konnte.

Ich hatte schreckliche Angst. Acht Kilometer mit diesem großen, wilden Viech. Ich wollte nicht mehr auf die Alm zurück, ich fühlte mich dort einfach nicht wohl. Mein Vater bestand aber darauf – und ich brachte die Kuh, in einem Gefühl des Verlassenseins, auf die Alm zurück und blieb bis zum Herbst. Ich lernte dabei, durchzuhalten und mich in dem für mich fremden Umfeld zurechtzufinden.

Die nächsten Sommer verbrachte ich auf anderen Bergbauernhöfen, auf denen ich mich dann zum Glück wesentlich wohler fühlte.

Dennoch war ich oft lieber bei den Kühen als bei den Menschen. Das war eine prägende Zeit.

Mein erstes Schuljahr außerhalb des Dorfes verbrachte ich im *Johanneum* in Dorf Tirol. Da war ich elf Jahre alt. Mein Vater begleitete mich und den Nachbarsjungen mit dem Postauto zum Zug nach Klausen. Ich hatte nur einen kleinen Koffer dabei. Von dort ging es weiter nach Bozen, dann nach Meran und mit dem Bus zum Kloster hoch. Wir klopften an das für mich riesengroße hölzerne Tor. Ein Pater öffnete.

Ich freute mich auf die neue Welt.

Die Kindheit war zu Ende, die Jugend begann.

~

Warten. Am Bett. Da liegt meine Frau. In ihrem Bauch unser Kind. Zum ersten Mal ist das schlagartig klar: ein Kind! Unser Kind! Ein kleiner Mensch mit Kopf, Brust, Bauch, Armen, Beinen ist da drin. Und will raus. Die Fruchtblase ist geplatzt, was passiert mit dem Kind da drin? Alles ist ruhig im Zimmer. Müsste meine Frau nicht an irgendwelche Geräte angeschlossen werden? Müsste sie nicht überwacht werden? Wie geht es dem Baby? Trocknet es aus da drin? Ohne Fruchtwasser!

Leise Stimmen auf dem Flur. Schritte, hallend, ganz weit weg. Hilflosigkeit. Aber auch das Gefühl, jetzt endlich am richtigen Ort zu sein. Wo, wenn nicht hier, genau hier, könnte Ilay und meiner Frau nun besser geholfen werden. Die Schwestern lächeln. Sie sprechen ganz langsam, klar und deutlich. Ich verstehe jedes Wort, jeden Satz. Ich merke, sie wollen unbedingt verstanden werden. Wie wichtig das ist. Ich nehme die Hand meiner Frau. Drücke. Fest. Aua, sagt sie. Du tust mir weh. Wir werden ihn am Abend holen, sagen die Schwestern. Jede Silbe drückt Souveränität aus. Routine. Das hilft. Und doch irritiert mich das alles hier, erscheint mir so surreal. Diese Plötzlichkeit! Krass, jetzt werde ich Vater. Jetzt! Heute! Nicht IRGENDWANN.

IRGENDWANN ist JETZT.

~

DIE STATION

Die Station der Frühchen war meine Welt. Eine ganz eigene, in sich geschlossene Welt. Eine faszinierende Welt. Früher waren Frühchenstationen Anhängsel der Kinderstationen, Abteilungen ohne Eltern, ganz hinten, im letzten Eck des Krankenhauses. Diese Zeiten sind zum Glück vorbei. Die Neonatologie hat sich längst als eigenständige Abteilung etabliert.

Jeder Mensch kommt wohl oder übel irgendwann im Leben mit verschiedenen Abteilungen eines Krankenhauses in Kontakt, und sei es nur, um jemanden dort zu besuchen.

Die Neonatologie als Abteilung kennen nur wenige. 90 Prozent aller Kinder kommen völlig gesund und ohne Probleme auf die Welt. Die anderen zehn Prozent kommen zu uns, in die Neonatologie; Neugeborenen-Intensivstation, so lautet die korrekte Bezeichnung.

Diese Neugeborenen bedürfen einer intensiven Betreuung und Pflege durch Ärzte, Kinderkrankenpflegerinnen und -pfleger und auch durch die Eltern. Die Kinder bleiben dort für Wochen oder Monate, und die Station wird für sie und die Eltern oft zu ihrem zwischenzeitlichen Zuhause.

Alle Neugeborenen vor der 37. Schwangerschaftswoche bezeichnen wir als Frühchen; ihre Häufigkeit hat über die letzten Jahrzehnte hinweg zugenommen, aber glücklicherweise auch ihre Überlebenschancen – besonders in den sehr frühen Schwangerschaftswochen. Die Risikofaktoren für eine Frühgeburt sind über die Jahre jedoch dieselben geblieben: die Mehrfachschwangerschaften, die besonders im Rahmen einer künstlichen Befruchtung auftreten, die fötalen und plazentaren Faktoren, die Infektionen der Eihäute, das Alter der Mütter und der mütterliche Lebenswandel.

Auch an den Ursachen für eine Frühgeburt hat sich wenig geändert: Oftmals setzt die Geburt spontan zu früh ein, oft ist auch ein vorzeitiger Blasensprung, eine Blutung, eine Grunderkrankung der Mutter, eine fötale Wachstumsverzögerung oder ein Wachstumsstillstand die Ursache.

Die Entwicklung und Reife der Lunge gibt die Überlebungschance vor, aber auch die Entwicklung des Gehirns, des Magen-Darm-Trakts, der Nieren oder des Stoffwechsels kann für diese Kleinen einer Gratwanderung gleichkommen.

Häufig werden die Mütter aufgrund der verschiedenen Problematiken bereits lange vor dem Geburtstermin in der Abteilung für Geburtshilfe aufgenommen. Wir versuchen dann, die Geburt möglichst lange hinauszuzögern, um die Lebenschance zu erhöhen und die Kinder und Eltern auf die vorzeitige Geburt vorzubereiten. In diesem Zeitraum laden wir die Eltern immer zur Besichtigung der Neugeborenen-Intensivstation ein, damit ihnen, wenn es schließlich so weit ist, nicht alles fremd und einschüchternd erscheint. Damit sie wissen, was sie erwartet.

Ein gegenseitiges Kennenlernen.

Steht die Geburt eines Frühchens dann an, folgen wir einem routinierten, klar definierten Ablauf.

Das Pflegepersonal geht vor der Geburt in der Neugeboreneninsel, die an den Kreißsaal angrenzt, eine Checkliste durch: Ist das Reanimationsbettchen einsatzbereit? Funktioniert die Wärmelampe? Funktioniert das Beatmungsgerät? Funktioniert die Absaugpumpe? Funktionieren die Überwachungsgeräte? Funktionieren die Infusionspumpen? Funktioniert die Sauerstoff- und Luftzufuhr? Ist der Notfallkoffer mit sämtlichen Utensilien und Medikamenten vollständig?

Der Arzt kontrolliert die Checkliste und überzeugt sich selbst von der Funktionstüchtigkeit der verschiedenen Geräte.

Mit den Mitarbeitern und Geburtshelfern werden dann noch einmal das eventuelle Risiko und die notwendigen Maßnahmen für das Frühchen abgesprochen. In meinem Kopf laufen die verschiedenen Szenarien ab, und ich beginne mich auf das bevorstehende Ereignis vorzubereiten, mich zu konzentrieren, mich gleichzeitig zu entspannen, ruhig zu werden. Man gewöhnt sich nie an eine Frühgeburt, weil jede Situation vollkommen anders ist.

Während der Geburt bin ich mit meinem Team im Kreißsaal anwesend. Sobald das Kind auf der Welt ist, übernehmen wir das Kommando. Wir entscheiden noch auf dem OP-Tisch, direkt nach der Geburt, ob das Baby sofort abgenabelt wird oder ob wir abwarten und damit über eine Bluttransfusion von der Plazenta den Kreislauf und Blutdruck verbessern.

Grundsätzlich müssen wir immer mit einer Reanimation rechnen, darauf vorbereitet sein, sie jedes Mal vorab einplanen. Das ist besser, als im Nachhinein zur Improvisation gezwungen zu sein. Mein Konzept war immer: Planung! Organisation! Bloß keine Improvisation! Sobald du beginnst zu improvisieren, geht etwas schief. Wir arbeiten nicht in einem Metier, in dem man auch mal was ausprobieren kann, in dem auch mal was schiefgehen darf.

Das Schiefgehen darf nicht passieren. Niemals.

Wir kümmern uns ums Kind, die Geburtshelfer um die Mutter. Wir versorgen das Kind auf unserer Reanimationsinsel, beobachten es zunächst, beatmen es, legen einen Nabelvenenkatheter, falls notwendig, und tun alles, damit das Baby seine

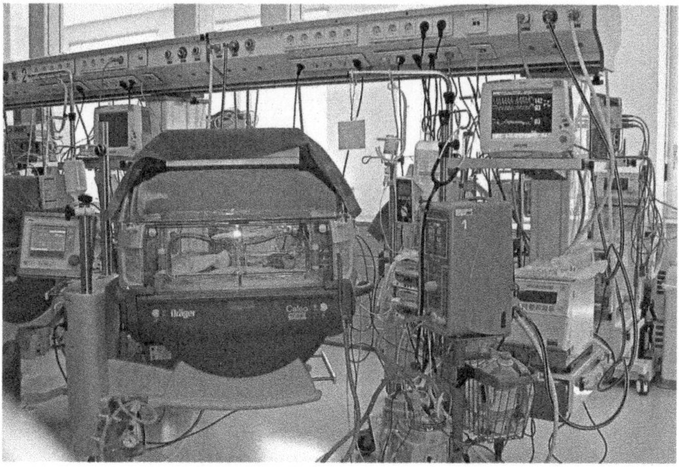

Ein Inkubator auf der Bozner Neugeborenen-Intensivstation

Körpertemperatur hält. Der Vater kann bei alldem dabei sein. Wenn das Kind stabil ist, zeigen wir es kurz der Mutter und verlegen es dann mit einem Transportinkubator auf unsere Station. Die Mutter wird zu einem späteren Zeitpunkt, aber so bald wie irgend möglich zu ihrem Kind gebracht.

Unsere Neugeborenen-Intensivstation verfügt über drei Räume: einen für Kinder, die beatmet sind und intensiv betreut werden müssen, einen für Kinder mit den verschiedensten Problematiken ohne Atemhilfen, die subintensiv betreut werden müssen, und einen für Kinder, die nur überwacht werden müssen oder geringere kurzzeitige Problematiken aufweisen und nicht am Bett der Mutter bleiben können.

Lunge, Herz, Sauerstoffsättigung und Sauerstoffzufluss werden ständig überwacht. Von überall in der Station herrscht freie Sicht auf die Kinder, das Licht ist dem Biorhythmus angepasst, die Farbe des Lichts verändert sich im Laufe des Tages.

Um die Kinder vor Lärm und zu viel Licht zu schützen, sind die Brutschränke abgedeckt. Die Station ist eine Art Kokon, der Inkubator in einem gewissen Sinne die Simulation des Mutterleibs.

Neben den Brutschränken ist Platz für die Eltern, damit sie nah bei ihrem Kleinen sein können. Seit vielen Jahren ermöglichen wir den Kindern und Eltern Haut-zu-Haut-Kontakt, die sogenannte *Känguru-Methode*. Die Eltern machen es sich auf einer Liege bequem, die Kinder schmiegen sich an ihre nackten Oberkörper. Das ist mit stabilen Kindern, aber auch bei Kindern mit mechanischer Beatmung oder Atemunterstützung möglich. Diese Methode wurde in Bogotá aufgrund von Mangel an Inkubatoren und Betreuungspersonal entwickelt und konnte den Anstieg der Sterblichkeitsrate vermindern. In den frühen 1990er-Jahren fand die Methode den Weg nach Europa und in unsere Abteilungen, es war ein Bewusstsein für die positiven Auswirkungen auf die Eltern-Kind-Beziehung und für die positive Entwicklung der Kinder im Allgemeinen entstanden.

Die Eltern genießen die Nähe, die Kinder spüren die Wärme der Eltern und umgekehrt; dadurch werden sie stabiler in ihrer Körpertemperatur, Herz- und Atemfrequenz und Sauerstoffsättigung – ein positiver Kreislauf. Auch die Einbindung der Väter verbesserte sich durch die *Känguru-Methode* enorm. Ich habe erlebt, dass viele Väter dabei einschlafen. Oft gab es nachmittags ein regelrechtes Schnarchkonzert zwischen den Brutkästen.

Viele Mütter haben Angst, wenn sie zum ersten Mal die Station betreten: die ganze Technik, die vielen Maschinen, winzige Kinder an Sauerstoffmasken. Wir haben immer versucht, die Sichtbarkeit der Technik möglichst zu reduzieren, das Zwischenmenschliche in den Vordergrund zu stellen. Technik ist wichtig, aber sie darf sich nicht in den Vordergrund drängen.

Mein Spruch war dann immer: Liebe Eltern, schaut auf die Kinder, die gehören euch, ich schaue auf die Maschinen, die gehören mir. Das ist wichtig, denn manchmal ist es so, dass die Eltern, besonders Väter, nur auf die Grafiken und Zahlen der Monitore und Beatmungsgeräte starren und dabei völlig ihr Kind vergessen.

Morgens werden notwendige Blutabnahmen, jegliche Diagnostik, Röntgenbilder, Sonografien und die klinischen Kontrollen gemacht, die Arbeit direkt am Kind auf einen begrenzten Zeitraum konzentriert. Die Nachmittage sind für die Eltern da. Dann ziehen wir Ärzte uns möglichst zurück, das Pflegepersonal bleibt dabei aber sowohl für uns als auch für die Eltern wichtiger Ansprechpartner.

Die Welt draußen ist von der Welt da drinnen durch eine Sicherheitsschleuse getrennt. Das Immunsystem der Frühgeborenen ist noch nicht vollends ausgebildet und deshalb schwach. Sie haben von der Mutter nur wenige Antikörper gegen verschiedene Krankheiten mitbekommen.

Die Infektionen werden hauptsächlich über die Finger verbreitet, in der Schleuse werden deshalb zuerst die Hände gewaschen und desinfiziert. Es bräuchte eigentlich keine Schutzüberzüge, wir haben sie trotzdem angeordnet, ein psychologischer Trick: Die Eltern sollen dadurch daran erinnert werden, dass sie sich in einer sensiblen Zone befinden.

Die Station ist auch für Geschwister und Großeltern geöffnet, besonders für die Geschwister ist das sehr wichtig. Sie werden in diesen Wochen, oftmals sogar Monaten, zwangsläufig vernachlässigt. Sie sollen sehen, warum ihre Eltern gerade so wenig Zeit für sie haben. Sie sollen sehen, wohin Mama und Papa jeden Tag gehen. Auch *sie* sollen ihren kleinen Geschwisterchen nah sein.

Auf engstem Raum sammeln sich in einer solchen Station geballte Schicksalsschläge. Das ist nicht immer einfach, aber es ist erstaunlich, wie die Eltern aufeinander zugehen. Sie sind sehr solidarisch miteinander, sie stützen sich gegenseitig, es entstehen Freundschaften. Sie sprechen sich Mut zu.

Du wirst sehen, dein Kind wird in wenigen Tagen schon keine Atemunterstützung mehr brauchen. Bei meinem war es auch so. Mach dir keine Sorgen!

Wenn ich Eltern sagen kann, dass ihr Kind vom Intensiv- ins Subintensivzimmer verlegt wird, dann freuen sich die anderen Eltern mit.

In der kleinen Teeküche hängen Kinderfotos. Mit Geburtsdatum. Daneben hängt oft ein Foto des Kindes, wenn es größer ist. Zehn Jahre, 14, 18. Dazwischen hängen aber auch Fotos von Kindern mit Geburts- und Sterbedatum. Manches hat drei Monate gelebt. Ein anderes nur zwei Wochen oder zwei Tage.

Gut 85 Prozent unserer Kinder schaffen es. Aber eben doch nicht alle. Leider. Doch auch das gehört zu unserer Station. Eltern befinden sich bei uns in einer großen emotionalen Stresssituation. Während der ersten Tage dringt man als Arzt fast nicht zu ihnen durch, es ist, als wären sie von einem Schleier umhüllt. Sie wollen alles wissen, aber sie nehmen kaum etwas auf. Da arbeitet so viel anderes in ihnen. Die Fotowand gibt ihnen Ruhe. Eltern stehen oft und lange vor dieser Wand. Voller Respekt. Voller Hoffnung.

~

Es ist jetzt so weit. Meine Frau wird aus dem Zimmer geschoben, in den Kreißsaal. Ich stehe vor der Tür. Man hat mich dort stehen lassen. Hat man mich vergessen? Vielleicht. Ich bin jetzt doch völlig unwichtig. Jetzt geht es um meine Frau. Um unser Kind. Hatten sie vorhin nicht gesagt, ich darf mit rein? Hatte ich sie nur falsch verstanden? Möchte ich mit rein? Ich habe bejaht. Aber möchte ich es wirklich? Was soll ich da drin? Stehe ich da nicht nur im Weg rum? Was, wenn ich kollabiere? Das wäre doch peinlich! O Gott, das ist nun wirklich das Letzte, worüber ich mir in einem solchen Moment Gedanken … Gott? Ich bete? Bete ich? Ja, ich flehe zu Gott: Lass jetzt bitte einfach alles gut gehen!

Ich bin nicht besonders religiös. Zumindest glaube ich nicht, dass diejenigen, die mehr beten, eher in den Himmel kommen. Wann habe ich überhaupt das letzte Mal gebetet? Keine Ahnung! Egal! Bitte, lieber Gott, lass jetzt einfach nichts schiefgehen. Ich höre eine Stimme. Zuerst ganz dumpf. Dann klar und laut. Gott? Nein. Einer der Ärzte. Sie können jetzt reinkommen, wenn Sie mögen.

~

REBELL

Wir hatten an die Tür des *Johanneums* in Dorf Tirol geklopft, ein von Geistlichen betriebenes Studentenheim mit einer Schule nur für Buben. Ein Pater hatte uns geöffnet.

Nun ging also mein Leben außerhalb des Tales los. Weg von meinen Eltern, von meinen Brüdern, von meinen Bergen.

Ich wurde in den großen Schlafsaal unter dem Dach geführt, ich bekam ein Bett und einen kleinen Schrank zugewiesen.

Als Erstes musste ich lernen, das Bett zu machen. Nicht irgendwie. Sondern genau nach Vorschrift. Ich könnte es jetzt – sofort – wieder so machen. Das hat sich mir eingeprägt. Auch der Schrank musste nach einem bestimmten Prinzip eingeräumt werden, beinahe militärisch. Unsere Wäsche war nummeriert.

Ich war die Nummer 74.

Es gab eine lange Liste mit Vorschriften und Regeln, ich musste sie mir einprägen. Die Größe des Raums war gewöhnungsbedürftig für mich. Zu Hause hatten wir zu viert in einem engen Zimmer geschlafen, in Stockbetten, das hatte mir nie etwas ausgemacht, aber dieser Schlafsaal mit 30 Betten machte mir zu schaffen. Er schüchterte mich ein. Wir wurden alphabetisch eingeteilt, ich durfte nicht neben meinem Schulfreund aus dem Villnößtal schlafen.

Sofort hatte mich die irrsinnige Strenge des Heims beeindruckt und gleichzeitig bedrückt – mich, der sich in der Weite der Almen völlig frei gefühlt hatte. Es gab keine Herzlichkeit. Bereits am ersten Tag wurde der Tagesablauf, der Monatsablauf, der Jahresablauf diktiert. Keine Abweichung war erlaubt.

Keine Freiheit.

Um sechs Uhr aufstehen. Zur Kirche gehen. Verdammt, jetzt musste ich doch wieder in die Messe.

Um acht Uhr Frühstück. In einem ebenso riesigen Speisesaal. Brennsuppe. Brot. Jeden Tag.

Dann Schule.

Mittagessen.

Klar strukturierte Freizeit, was ja ein Widerspruch in sich ist. Die Freizeit im *Johanneum* fand für uns im Sommer auf dem Fußballplatz statt, auf dem wir um Bäume herumdribbeln mussten, im Winter auf dem Eislaufplatz.

Die Wochenenden bestanden aus gemeinsamen langen Spaziergängen. Immer in der Gruppe. Nie allein, auch nicht zu zweit.

Pure Unterdrückung jeglichen Individualismus, jeglicher Privatsphäre.

Auch die Studierzeit war klar vorgegeben, sie war unter Aufsicht in Studiersälen zu verbringen.

Nie allein.

Mein Leben war völlig auf den Kopf gestellt. Im Tal hatte sich alles nach den Vorgaben der Natur gerichtet. Wenn es hell wurde, standen wir auf, auf den Almen war ich tagelang auf mich selbst gestellt, mit Einbrechen der Dunkelheit legte man sich hin.

Im Tal hatte ich immer eine Beschäftigung gefunden – oder erfunden –, hier war nun alles vorgegeben. Kein Platz für Fantasie.

Ich war von der Natur in eine Struktur verpflanzt worden.

Abendessen.

Dann Tischfußballzeit.

Dann Schlafengehen. Licht aus. Neun Uhr. Bettruhe.

Lesen verboten. Musik verboten. Wir lasen heimlich mit der Taschenlampe unter der Decke.

Ich fühlte mich vom ersten Tag an nicht wohl. Ich kann mich bis heute weder an den Namen eines Mitschülers noch an den eines Geistlichen erinnern, obwohl ich eigentlich ein gutes Gesichter- und Namensgedächtnis habe. Wir waren Nummern. Hubert gab es nicht mehr. Ich war jetzt die 74. Erst zu Weihnachten durfte ich zum ersten Mal nach Hause.

Nach dem ersten Schuljahr empfahl die Schulleitung meinen Eltern, mich auf eine andere Schule zu schicken. Es hieß, ich sei außerstande, etwas zur Gemeinschaft beizutragen. Das mochte richtig gewesen sein, ich hatte mich wohl, ohne es selbst zu merken, völlig in mich gekehrt. Meine Eltern verstanden es nicht. Ich war ja ein guter Schüler, unkompliziert, auch ein Sonnyboy, aber sie akzeptierten den Vorschlag und schickten mich ins *Vinzentinum* nach Brixen. Ein anderes Schulinternat. Wieder von Geistlichen geführt.

Die gleiche Struktur. Ähnliches Leben. Gleiche Schlafsäle, gleiches Studierzimmer, gleicher Sport. Alles gleich. Und doch ein bisschen anders. Ein klein bisschen mehr Herzlichkeit seitens der Pater. Das reichte, um nicht zu verzweifeln. Ich kenne die Mitschüler alle noch. Bis heute.

Ich spielte viel Fußball und war ziemlich gut darin. Ich spielte im Sturm. Rechtsaußen. Ich war 15 und durfte bereits mit den Älteren spielen. Ich kam herum, lernte Südtirols Fußballplätze kennen. Auch im Laufen war ich gut, bekam sogar Zeit fürs Trainieren und gewann einige Rennen. Das Laufen bedeutete für mich Freiheit. Beine frei, Gedanken frei.

Im Sommer verdiente ich weiterhin auf Almen mein Taschengeld, die Einsamkeit der Alm genoss ich in diesen Jahren ganz besonders.

Später begann ich, mich gegen die rigide Struktur der Schule und des Heims aufzulehnen. Ich fing an, meine Mitschüler zu beeinflussen, ich wehrte mich von Jahr zu Jahr mehr gegen diese Obrigkeit. Ich sah nicht ein, weshalb ich bei Sonnenschein im Studierraum sitzen sollte. Ich sah nicht ein, erst auf das Läuten der Glocke warten zu müssen, obwohl ich mit den Hausarbeiten bereits fertig war. Ich stellte alles infrage. Mich nervten die täglichen Kirchgänge. Es war für mich vergeudete Zeit.

Ich las nachts, wurde erwischt und bestraft. Ich wurde aus dem Schlafsaal geholt und musste unter Aufsicht im Studiersaal auf einem Holzscheit knien. Die ganze Nacht hindurch. Dabei wurde auf mich eingeredet, wie schlimm mein Benehmen sei.

Doch all dies führte nur dazu, dass ich dieses autoritäre Verhalten immer weniger anerkannte.

Manchmal las ich laut aus Heinrich Heines Werken vor. Am liebsten aus den Passagen seiner Reise von München nach Genua, wo er an Brixen und überhaupt den Tirolern kein gutes Haar lässt:

Brixen war die zweite, größere Stadt Tyrols, wo ich einkehrte. Sie liegt in einem Thal, und als ich ankam, war sie mit Dampf und Abendschatten übergossen. Dämmernde Stille, melancholisches Glockengebimmel, die Schafe trippelten nach ihren Ställen, die Menschen nach den Kirchen; überall beklemmender Geruch von häßlichen Heiligenbildern und getrocknetem Heu.

(…)

Die Tyroler sind schön, heiter, ehrlich, brav, und von ungeheuerlicher Geistesbeschränktheit. Sie sind eine gesunde Menschenraçe, vielleicht, weil sie zu dumm sind, um krank seyn zu können. Auch eine edle Raçe möchte ich sie nennen, weil sie sich in ihren Nahrungsmitteln sehr wählig und in ihren Gewöhnungen sehr reinlich zeigen; nur fehlt ihnen ganz und gar das Gefühl von der Würde der Persönlichkeit.[1]

Eines Tages gewann ich ein schulinternes Laufrennen. Als Preis gab es einen Pullover, ich kann mich noch genau an ihn erinnern. Ein grau gemusterter Pullover. Alle gratulierten mir, auch der Herr Direktor. Ich war euphorisiert. Am Abend las ich meinen Mitschülern im Schlafsaal wieder laut aus einem Buch vor. Diesmal aus *Biedermann und die Brandstifter* von Max Frisch. Ich hatte es aus der Bibliothek ausgeliehen, es hatte mich sehr beeindruckt. Noch heute blättere ich oft darin.

Biedermann, dieser spießbürgerliche, verlogene, ängstliche Opportunist! Ich sah so viele Parallelen zur kirchlichen Heimstruktur. Die Falschheit, die Dummheit.

Ich las eine Chorpassage:

Blinder als blind ist der Ängstliche,
Zitternd vor Hoffnung, er sei nicht das Böse,
Freundlich empfängt er's,
Wehrlos, ach, müde der Angst,
Hoffend das beste …
Bis es zu spät ist.

Wehe![2]

Alle hörten zu, dann kam der Aufseher in den Schlafsaal, zog mich aus dem Bett. Ich hatte es provoziert. Ich war für ihn zum Rädelsführer geworden.

Ich rebellierte hinter diesen Mauern, ohne politisch zu sein. Ich wusste nichts von Politik. Draußen in der weiten Welt tobten die Achtundsechziger. In Südtirol tobten gewaltbereite ethnische Konflikte zwischen Tirolern und Italienern, zwischen Linken und Rechten, zwischen Neofaschisten und Deutschpatrioten. Wir hörten davon nur wenig aus dem Radio. Kaum etwas drang über die hohen Klostermauern. Ich ließ mir die Haare wachsen, ein klein bisschen über die Ohren, und wurde deshalb immer wieder zum Friseur geschickt.

Schwer hat es, wahrlich, der Bürger!
Der nämlich, hart im Geschäft,
Sonst aber Seele von Mensch,
Gerne bereit ist,
Gutes zu tun.

Hoffend, es komme das Gute
Aus Gutmütigkeiten,
der nämlich irrt sich gefährlich.[3]

Sie beorderten mich aus dem Schlafsaal, ich musste wieder in den Studiersaal. Ich wusste bereits, was mich erwartete.

Ich sagte: Nein, das mach ich nicht.

Sie sagten: Du kniest dich jetzt nieder!

Ich: Nein, ich knie nie wieder auf einem Holzscheit.

Sie: Das musst du machen.

Ich: Ich muss gar nichts.

Sie redeten auf mich ein. Es ging die ganze Nacht so. Doch je länger sie redeten, desto mehr schwand ihre Macht. Sie wussten sich nicht mehr zu helfen. Ich spürte ihre Verzweiflung. Dass ich mich weigerte, verwirrte sie. Stärkte mich. Sie hätten mich schlagen müssen, um mich zu brechen. Sie schlugen mich nicht. Später in der Nacht kamen weitere Mitschüler in den Studiersaal, sie hatten weiter laut aus dem Buch vorgelesen. Wir verteilten nun die verschiedenen Rollen und spielten das Stück zu Ende.

Um sieben Uhr morgens wurde ich zum Heimleiter gerufen, der mich aufforderte, mich bei allen zu entschuldigen.

Ich sagte: Ich entschuldige mich nicht, eher müssten Sie sich entschuldigen!

Dann sagte der Leiter: So, du verlässt jetzt die Schule.

Ich sagte: Ja, dann verlasse ich sie jetzt!

Er: Um Punkt zehn gehst du.

Also überquerte ich um zehn Uhr, meinen kleinen Koffer in der Hand, den Innenhof, alle Schüler standen an den Fenstern ihrer Klassen; es war Pause. Mir war klar, dass man an mir ein Exempel statuieren wollte. Von der Portiersloge aus konnte ich meine Mutter anrufen.

Ich sagte ihr: Ich komme nach Hause.

Sie sagte: Aber die Schule ist doch noch nicht aus.

Ich antwortete: Doch, Mutter, für mich ist sie aus.

Ich lief zur Stadt hinab und traf auf den Schuldirektor, der mit dem Rad zum Kloster hochfuhr. Wir hielten beide, standen uns gegenüber.

Er zischte: Eines sage ich dir, du wirst in der Gosse landen!

Ich erwiderte: Das lassen Sie mal meine Sorge sein.

Das habe ich diesem Menschen nie verziehen, dass er das zu mir gesagt hat.

Mein Vater war aufgebracht, aber ich hatte es mir schlimmer vorgestellt. Im darauffolgenden Sommer arbeitete ich auf einer großen Alm in der Schweiz, im Herbst kam ich über Verbindungen meines ältesten Bruders Helmut, der zu dem Zeitpunkt bereits selbst Lehrer war, auf eine andere Schule, ein öffentliches Lyzeum, wiederum in Meran. Meine Schullaufbahn war – zum Glück – noch nicht vorbei. Wir atmeten alle auf.

Ich wohnte in einem Studentenheim, dem *Redifianum*, geleitet von Pater Matthias, einem sehr weitsichtigen Benediktiner-Mönch. Er nahm mich herzlich auf, gab mir die Hand und sagte: Ich freue mich, dass du da bist. Ich kenne deine Geschichte – mach dir keine Sorgen.

Wie wenig manchmal doch so viel sein kann. Ich mochte ihn auf Anhieb.

Er sah mich als Individuum.

Er steckte mich nicht in einen Schlafsaal, sondern in ein Dreibettzimmer. Ich durfte bei den Größeren schlafen.

Das öffentliche Lyzeum war eine offene Schule, im wahrsten Sinne des Wortes. Keine Mauern. Nach dem Unterricht ging man einfach – wohin man wollte. Ich konnte mein Studium selbst organisieren. Ich hatte mein Leben wieder zurück. Ich konnte wieder sein, wer ich war. Ich fühlte mich von Anfang an wohl.

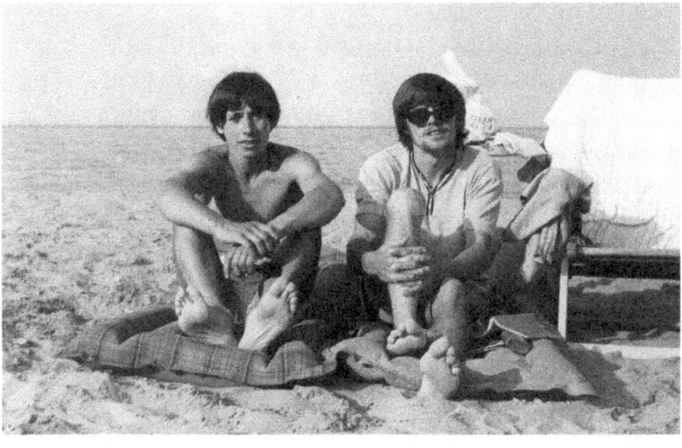

1969: Mein Bruder Erich (rechts) und ich erholen uns an der italienischen Adria von der anstrengenden Arbeit auf einer Schweizer Alm.

Es waren die frühen 1970er-Jahre, ich trug die Haare mittlerweile so lang, wie ich sie heute noch trage. Meine Klassenkameraden fanden lange Haare damals noch relativ uninteressant. Sie waren größtenteils die Töchter und Söhne der höheren Gesellschaft von Meran und Umgebung. In der Parallelklasse saßen die Bauernkinder aus dem Heim. Keine Ahnung, wie ich in die Klasse der Betuchten geraten war.

Ein Mitschüler hieß Heinz, gleich am ersten Tag kam er auf mich zu, musterte mich von oben bis unten und sagte: Ich glaube nicht, dass du zu uns gehörst.

Ich antwortete: Doch, ich gehöre hierher.

Damit war die Sache erledigt. Wir wurden Freunde, sind es heute noch.

Wir Klassenkameraden wurden eine verschworene Gemeinschaft. Die Lehrer animierten mich, mit dem Sport weiterzumachen. Ich wollte Spitzensportler werden. Nachmittags spielte ich Fußball, fuhr Ski oder betrieb Leichtathletik. Ich gewann Rennen und galt schon bald als Talent.

Die weltweite Studentenbewegung schwappte endgültig über die Berge nach Südtirol. Alte, erzkonservative Lehrer hassten uns aufmüpfige Schüler. Es gab aber auch junge Lehrer, die sich mit uns verbündeten, die uns politisch prägten.

Wir boykottierten den Religionsunterricht, wir demonstrierten gegen autoritäre Lehrer, kämpften für mehr Mitspracherecht und gemeinsamen Unterricht für deutsche und italienische Südtiroler. Deutsche und italienische Schulen waren damals strikt getrennt, die Schüler sollten sich nicht begegnen, entsprechend der damaligen konservativen Bildungspolitik. Je mehr wir auf Trennung achten, desto besser verstehen wir uns, war das Motto. Wir wollten auch das Notensystem abschaffen. Wir stellten einfach alles infrage. Plötzlich war Politik uns wichtig.

Der Sport verhinderte wohl letztendlich, dass ich mit Drogen experimentierte, wie einige meiner Freunde.

Musik dagegen war mir unglaublich wichtig. Ich kaufte mir einen Plattenspieler, die Platten der Rolling Stones, hörte »Street Fighting Man«, ein Song, der meine damalige Stimmung perfekt aufgreift.

Everywhere I hear the sound of marching charging feet,
boy 'cause summer's here and the time is right
for fighting in the street, boy …

Es folgten die Platten von Deep Purple, Led Zeppelin, Creedence Clearwater Revival – bis heute meine Lieblingsband –, auch Platten von Pink Floyd. Unsere Eltern verstanden diese Art von Musik nicht. In Südtirol hatte es bis dahin keine Bands gegeben. Nur Musikkapellen.

An den Wochenenden nahm ich an Rennen teil. Bahnrennen. 1500 Meter, 5000 Meter, 3000 Meter Hindernis. Im Winter Querfeldeinläufe. Ich gewann oft und durfte in ganz Norditalien herumreisen. Bald war ich zum ersten Mal in meinem Leben in Mailand, Florenz, Rom – und konnte nicht glauben, dass es so große Städte gab.

Pater Matthias gab mir einen Schlüssel, ich durfte kommen und gehen, wann ich wollte. Wir schmuggelten Mädchen ins Heim.

Er sagte auch nichts dazu, dass ich nicht in die Kirche ging.

Zu Hause war es in diesen Jahren schwierig, wir Kinder waren nun politisch interessiert und wollten über die Politik in unserem Land diskutieren. Vater versuchte stets, diese Gespräche zu unterbinden, es kam dabei oft zum Streit in der Familie. Er hatte verstanden, dass wir politisch nicht auf seiner Linie waren. Er war in der damals noch sehr konservativen Südtiroler

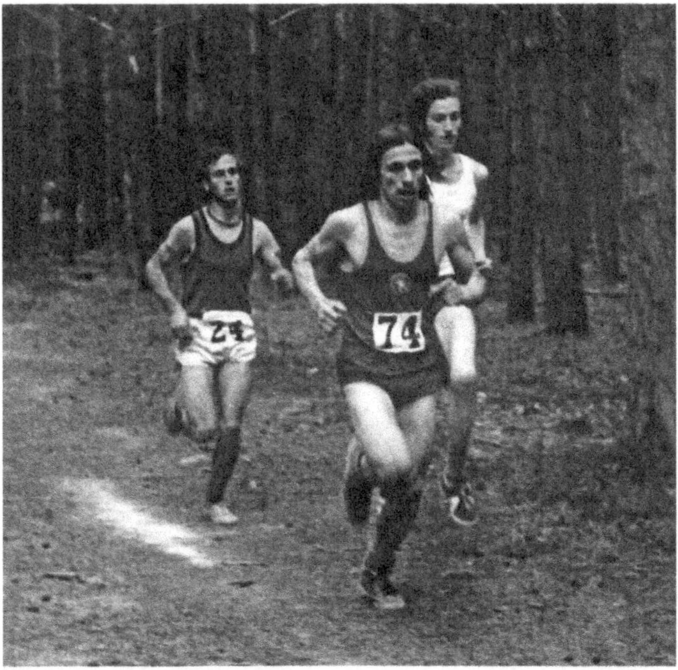

1972 gewann ich bei den Oberschulmeisterschaften im Querfeldeinlauf im Montiggler Wald bei Eppan.

Volkspartei aktiv, ein politischer Kopf des Dorfes. Die Einstellung seiner Buben passte nicht in dieses Bild.

Das störte ihn sehr. Wir wollten mit ihm diskutieren, versuchten es immer wieder. Er tat unsere Argumente ab, akzeptierte sie nicht, verließ den Raum. Mutter versuchte dann, alles zu glätten.

Ihr müsst den Vater verstehen, seine Geschichte verstehen, sagte sie.

Ihm ging es nur um eins: Südtirol, unsere Heimat, musste gegen die Italiener verteidigt werden. Das deutsche Südtirol, das nach dem Ersten Weltkrieg ungerechterweise zu Italien geschlagen wurde, das unter dem Faschismus gelitten hatte, musste unbedingt geschützt werden.

Sonst nichts. Nichts anderes zählte für ihn.

Doch irgendwann schwenkte er um. Wir spürten das. Er, Vertreter der Schweigegeneration, ließ den Konservativismus und die starre politische Haltung mit den Jahren hinter sich. Erich und Reinhold, der ja später selbst im Europaparlament saß, brachten ihn dazu, das Geschwätz der Oberen im Dorf zu hinterfragen. Sie brachten ihn sogar so weit, irgendwann im Dorf eine offene, alternative Liste aufzustellen und für diese zu kandidieren. Gegen die konservativen, einflussreichen und politisch starken Bauern.

Lange hatte Vater sich gegen jegliche Veränderung gesträubt, nun änderte er sich selbst, veränderte sich und seine Art, politisch zu denken und zu handeln. Plötzlich kam Bewegung ins Dorf. Man entschied, einen Fußballplatz zu bauen, zog Langlaufloipen bis zu den Almen hoch, errichtete einen neuen Eislaufplatz und setzte sich für einen sanften Tourismus ein. Vater war dabei federführend und blühte regelrecht auf. Das fand ich sehr beeindruckend, und es imponierte mir. Er wurde dafür natürlich auch angefeindet, hielt dem aber stand. Wir Söhne und der Vater kamen uns damit wieder näher.

In den Sommerferien meiner Lyzeumszeit arbeitete ich immer wieder auf einer Schweizer Alm. Zunächst als Hirte mit zwei meiner Brüder, Erich und Siegfried. Wir hatten 120 Milchkühe zu versorgen: Melken, Käse und Butter machen. Dort lernte ich, was arbeiten heißt, was Geld verdienen heißt. Ich legte das Geld fürs Studium beiseite. Und ich lernte, wie wichtig es ist, in einem Team zu arbeiten und Verantwortung zu übernehmen. Wir arbeiteten von vier Uhr früh bis zehn Uhr abends. Das prägte mich.

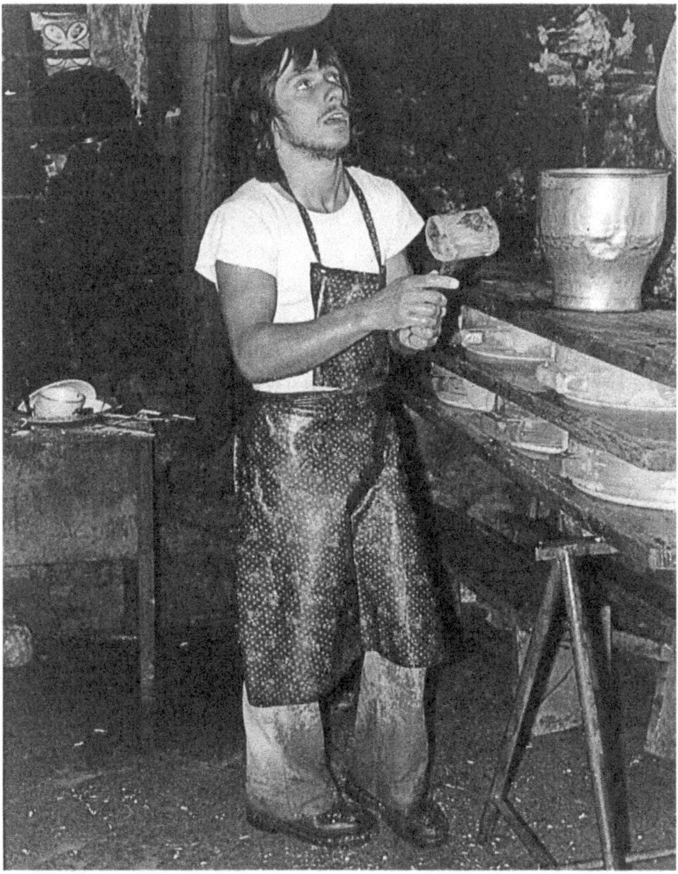

Ich hatte viel Spaß beim Käsemachen auf der Alp Albin, Schweiz 1974.

Von da an war für mich klar: Ich möchte irgendwann im Leben die Verantwortung für ein Team übernehmen.

Eines Tages erreichte uns auf der Alm wie ein Donnerschlag die Nachricht vom Tod unseres Bruders Günther. Wir wollten es nicht glauben.

Einer unserer Brüder – tot.

Verunglückt in den Bergen.

Das war 1970.

Ich war 17 Jahre alt.

Günther war mit Reinhold auf einer Expedition am 8 125 Meter hohen Nanga Parbat gewesen. Reinhold ist neun Jahre älter als ich, er hatte bereits einige Jahre zuvor seinen Durchbruch als Kletterer und Bergsteiger geschafft, dies sollte seine erste 8 000er-Expedition werden. Günther, der viel mit Reinhold geklettert war, durfte im letzten Moment auch an der Expedition teilnehmen. Die beiden waren über Jahre zu einem sehr guten Team zusammengewachsen, als Brüder, als Freunde, als Kletterer und Bergsteiger.

Der Plan der Expedition war, den Gipfel über die bis dahin noch unbezwungene Rupalwand – die an der Südseite gelegene höchste Steilwand der Welt – zu erreichen.

Jemand aus dem Dorf hatte uns ein Telegramm auf die Alm hochgebracht.

Günther war abgestürzt.

Tot.

Am Berg verschollen.

Verloren.

Für uns war das unvorstellbar. Wir waren froh gewesen, dass Günther Reinhold begleiten durfte. Wir waren sicher gewesen, dass die beiden aufeinander aufpassen würden. Reinhold war ein Freigeist. Günther war Bankangestellter, sollte bald Filialleiter werden, aber die Bank hatte ihn nicht wirklich glücklich gemacht. Er wollte klettern. Er war gut, er hatte es wirklich verdient mitzugehen.

Wir hatten die beiden an Weihnachten zuletzt gesehen. An Heiligabend hatte Reinhold Günther mitgeteilt, dass die Expeditionsleitung beschlossen hatte, auch ihn mitzunehmen. Es war ein solch schönes, glückliches Fest gewesen.

Dann stürzt einer ab. Kommt nicht mehr zurück.

Wie geht das: nicht zurückkommen?

Das war jenseits unserer Vorstellungskraft.

Wir hatten keine Idee davon, wie groß dieser Berg war.

Nanga Parbat. Der nackte Berg.

Wie groß das Gebirge war.

Himalaja. Der Ort des ewigen Schnees.

Wir kannten die Dolomiten. Ein bisschen noch die Westalpen. Da konnte man tödlich verunglücken, ja. In einer Wand abstürzen.

Aber einfach verschwinden? Verloren gehen?

Die meisten von uns Brüdern verstanden es erst viele Jahre später, als wir zum 30. Todestag von Günther alle zum Fuß des Nanga Parbat gereist sind. Diese Größe, aber auch das Furcht einflößende, Unheimliche, Zerstörerische dieser monumentalen Berge. Reinhold hatte Günther nach einer stürmischen Nacht auf über 8 000 Metern auf der Westseite des Berges über die unbekannte *Diamirwand* hinabgeführt. Der Weg zurück über die sogenannte *Merklrinne*, über die sie aufgestiegen waren, war aufgrund Günthers plötzlich aufgetretener Höhenkrankheit zu gefährlich – ja unmöglich. Am Fuße des Gletschers, am Ende ihrer Kräfte, hatte Reinhold Günther dann verloren. Reinhold war etwas vorausgegangen, um zwischen den Eisplatten und Gletscherspalten einen möglichen Weg zu suchen. Günther war wohl von einer Lawine erwischt worden.

Reinhold hatte es nach Tagen des verzweifelnden Suchens, verwirrt und selbst dem Tode nahe, mit letzten Kräften ein Stück das Tal hinausgeschafft.

Dort war er von Bauern bewusstlos an einem Bach liegend gefunden worden. Er hatte nur mit großem Glück überlebt und starke Erfrierungen davongetragen. Alle seine Zehen mussten – zumindest teilweise – amputiert werden.

Warum kommt Reinhold alleine nach Hause?

Das war für die Familie eine schwierige Zeit.

Reinhold litt physisch und psychisch.

Er spürte den stillen Vorwurf der Eltern. Auch den von uns Brüdern, den nie offen ausgesprochenen.

Was uns allen damals nicht klar war: Auch er hatte seinen Bruder verloren. Vielleicht seinen besten Freund.

Auch in mir war lange nur Unverständnis. Wie kannst du den Bruder zurücklassen? Wie kann der eine überleben? Der andere sterben? Beide oder keiner.

Ich konnte es mir rational nicht erklären.

Wir hatten uns als Brüder immer eng verbunden gefühlt. Aber jetzt war einer plötzlich nicht mehr da, da waren viele Emotionen im Spiel.

Siegfried fuhr von der Alm nach Hause. Erich und ich konnten nicht zum Begräbnis, das nur ein Gottesdienst war. Kein Sarg. Kein Grab. Zwei mussten auf der Alm bleiben. Erich und ich blieben.

Irgendwann haben wir als Familie wieder zusammengefunden. Aber es hat Jahre gebraucht. Auch zwischen Reinhold und mir.

Allmählich nahm das Misstrauen ab.

Auch seine Schuldgefühle.

Und unser Unverständnis.

Das Schweigen wurde langsam durchbrochen.

Irgendwann starteten wir beide gemeinsame Expeditionen. Wurden wieder zu Freunden.

1972 bestand ich das Abitur und beschloss, ermutigt durch meine sportlichen Erfolge, zunächst ein Sportstudium zu beginnen. Entweder in Rom oder in Urbino. Später, nach meiner sportlichen Karriere, die ich mir in schillernden Farben ausmalte, wollte ich dann Medizin studieren. Ich wollte

Sportarzt werden. Doch es kam anders: Ich verletzte mich, riss mir die Achillessehne, konnte somit nicht zu den italienischen Studentenmeisterschaften reisen, für die ich mich qualifiziert hatte. Ich wurde in Innsbruck behandelt. Doch die Probleme blieben. Meine ursprüngliche Form kam nie zurück. Traum geplatzt!

Da entschied ich mich sofort für Medizin und zog in Innsbruck in eine Wohngemeinschaft. Die Haare ließ ich noch ein wenig länger wachsen. Das Studentenleben konnte beginnen.

~

Ich halte die Hand meiner Frau, schaue ihr in die Augen. Ihr Blick ist nicht angsterfüllt, er ist entschlossen. Sie drückt ihre Finger ins Fleisch meines Unterarms. Ich sehe nur ihr Gesicht, sonst nichts. Eine türkisgrüne Plane verdeckt den Rest meiner Frau, den Rest des Raums, den Rest des OP-Tisches. Ich höre nur leise die Stimmen der Ärzte und Geburtshelfer. Alles wird gut gehen, flüstere ich. Immer und immer wieder. Alles wird gut gehen. Alles wird gut gehen. Du wirst sehen, schnell ist alles …

Ein Schrei! Das Schreien eines Babys. Kann das wirklich so schnell … Das Baby schreit und schreit. Ilay schreit. Ich bin … wir sind … Ilay! Wir sind Eltern. Ich bin Vater. Ich schaue meiner Frau in die Augen. Sie weint. Ich weine auch. Ich küsse sie.

~

STUDENT

Wir waren eine Dreier-WG, alle drei Mediziner. Unsere Wohnung lag etwas außerhalb der Stadt. Ich fuhr mit meinem alten Mini zu den Vorlesungen, den ich mir vom Geld, das ich auf der Alm verdient hatte, gekauft hatte. Wir waren sehr motiviert, und wir waren gut. Wir schafften problemlos das Knochenkolloquium, bei dem die Hälfte der Erstsemester bereits ausgesiebt wurde. Wir traten überall gemeinsam auf, man kannte uns nur als Trio. Der große Elio mit Spazierstock, ich mit den ganz langen Haaren und der seriöse Heinz, der aus dem Gymnasium, immer dezent und modisch gekleidet.

An den Wochenenden gingen wir zum Skifahren und in die Diskotheken.

Wir unterstützten uns gegenseitig, teilten uns die Vorlesungen auf, zogen die schwierige Chemieprüfung vor, schafften sie und hatten plötzlich ein Semester frei. Ich bekam das Angebot in Südtirol, in Eppan, ein halbes Jahr in Vertretung als Sportlehrer zu unterrichten, und nahm an.

Die sogenannte Turnhalle war nicht mehr als ein Keller. Auf dem Spielfeld standen Pfeiler, die den Bau stützten. Vernünftig Fußball spielen? Handball? Volleyball? Unmöglich. Also ging ich mit den Kindern nach draußen. Es war Winter, aber alles war besser als diese Halle. Und wir hatten Spaß. Ich versuchte aus einem reinen Bauchgefühl heraus, die Kinder einfach nur für Bewegung zu begeistern. Von Didaktik und Pädagogik hatte ich keine Ahnung.

Aber ich wusste, Bewegung ist wichtig für die motorische, die kognitive, aber auch für die soziale Entwicklung von

Kindern. Gehts raus und spielt – das gibt es heute eigentlich gar nicht mehr. Heute ist alles strukturiert, alles vorgegeben, es werden keine Spiele mehr *ad hoc* erfunden. Kreativität geht verloren.

Wir waren als Kinder viel freier. Wir trieben uns im Wald herum, an den Flüssen, auf den Wiesen und Äckern, um Rüben zu klauen. Mit dieser Problematik, Kind und Bewegung, habe ich mich in meinen vergangenen Jahren als Arzt immer mehr beschäftigt, viele Vorträge dazu gehalten. Wir müssen Kinder wieder für die freie, ungezwungene, regelmäßige Bewegung gewinnen. Es auch zulassen. Sie machen lassen. Durch Bewegung werden Kinder nicht nur geschickter, koordinierter, sondern auch intelligenter – davon bin ich überzeugt. Besonders in der Pubertät, wenn Jugendliche oft aufhören, sich frei und viel zu bewegen, ist Sport wichtig.

Studien zeigen: Kinder, die auf Kosten einer Mathematikstunde mehr Sport treiben, sind am Ende des Tages nicht schlechter in Mathe. Das muss uns zu denken geben. Für uns Erwachsene gilt ebenso: Mehr Bewegung, mehr Sport! Moderne Unternehmen fördern das bereits. Bewegung hat einen immensen Einfluss auf die Gesundheit. Man vermeidet oder beugt damit Krankheiten wie Diabetes vor, auch kardiovaskulären Problematiken, Bluthochdruck und vielem mehr.

Sport verzögert den Alterungsprozess. Es geht dabei aber nicht darum, unbedingt 100 Jahre alt zu werden, es geht vielmehr darum, auch im Alter motorisch und geistig unabhängig zu bleiben. Es ist dabei nie zu spät, mit Sport anzufangen. Bestenfalls bewegt man sich konstant im Leben. Zweieinhalb Stunden Bewegung in der Woche, ein bisschen schwitzen, das tut Körper und Geist gut.

Bald unterrichtete und studierte ich zugleich. Das war schwierig, große Prüfungen standen an. Ich wurde zum Pendler zwischen Innsbruck und Eppan, es war eine anstrengende

Zeit. Ich wechselte die Wohngemeinschaft und ging in eine WG, in der Studenten ganz unterschiedlicher Fachrichtungen zusammenlebten: Historiker, Psychologen, Pädagogen.

Wir als eingeschworenes Trio begannen uns nämlich gegenseitig unter Druck zu setzen. Es gab nur mehr die Medizin, die mich ja weiterhin faszinierte, aber ich wollte aus diesem unsichtbaren Druck heraus, in ein anderes, lockeres Umfeld. Ich hatte einen Fuß bereits in der Arbeitswelt und damit auch eine andere Sichtweise auf das Medizinstudium.

Heute schaffen fast nur noch Einserschüler, die Klassenbesten, die Aufnahme zum Medizinstudium. Ich finde das sehr problematisch. Natürlich muss für das Medizinstudium eine Auswahl getroffen werden, aber es wird so nur die Streberhaftigkeit beurteilt, das Scheuklappendenken, nicht die soziale Kompetenz.

Wollen wir unser Leben, wenn wir auf dem OP-Tisch oder im Krankenbett liegen, wirklich den Strebern aus der ersten Reihe anvertrauen?

Nein?

Aber wir tun es.

Als Chefarzt habe ich mir für die Besetzung einer Stelle stets nicht nur das Curriculum eines Bewerbers sehr genau angeschaut, sondern auch ein Gespräch geführt, bei dem es nicht unbedingt nur um die Medizin ging. Es ging in erster Linie ums Leben, um Lebenserfahrung, um Verantwortung, Empathie, Ethik, um Reisen. Schul- und Universitätsnoten haben mich nie sonderlich interessiert. Noten alleine sagen einfach wenig aus. Mich interessierte ein gesundes Selbstvertrauen.

Nach dem Studium, das ich im Mai 1978 abschloss, absolvierte ich mein erstes klinisches Praktikum zwölf Monate lang in der Kinderabteilung in Bozen.

Die Arbeit dort gefiel mir vom ersten Tag an, und ich blieb, als das Praktikum beendet war, als freiwilliger Arzt, um weiter zu lernen, um Wissen und Erfahrung zu sammeln. Ich fühlte, dass das der richtige Weg für mich war. Ich bewarb mich später für die erste freie Stelle, doch ich hatte mich leider zu spät in die Ärztekammer eingeschrieben. Ein Fehler mit schwerwiegenden Folgen: Ich bekam die Stelle nicht und musste zudem den damals verpflichtenden Militärdienst ableisten. Eine für mich schwierige Entscheidung, für ein ganzes Jahr den klinischen Alltag zu verlassen. Meine Oberärztin riet mir: Augen zu und durch. Sie versprach mir, mich so bald wie möglich in die Abteilung zurückzuholen.

~

Die Geburtshelfer bleiben bei meiner Frau, ich darf mit ins Zimmer nebenan, wo ein Arzt und die Schwestern aus der Neonatologie Ilay versorgen. Sie heben ihn hoch, tasten ihn ab. Er schreit ununterbrochen. Er ist so schön. Ich versuche, mich zu erinnern, wie ich ihn mir in der Fantasie ausgemalt hatte. Es geht nicht. Die Fantasie spielt keine Rolle mehr. Nun ist alles echt. Ilay ist echt. Das ist er also – mein Sohn. Unser Sohn. Ich stelle mich immer wieder auf Zehenspitzen, versuche über die Schultern der anderen hinweg immer wieder einen neuen Blick auf meinen Sohn zu erhaschen. Ich kann nicht genug von ihm bekommen.

Eine Frage brennt mir auf den Lippen, aber ich wage nicht, sie zu stellen. Ich will, unnütz wie ich mir vorkomme, die Konzentration des Arztes und der Schwestern nicht stören. Immer wieder klappen Ilays Beine vornüber, legen sich steif auf seinen Bauch, seine Brust, sein Gesicht. Der Arzt klappt sie immer wieder runter. Ich nehme all meinen Mut zusammen, zähle in Gedanken bis drei. Ist alles in Ordnung mit ihm? Machen Sie sich keine Sorgen, sagt der Arzt. Die Beine, wieso klappen die immer nach oben? Der Arzt schmunzelt. Das ist ganz normal bei einem Steißlagenkind, sagt er. Das geht vorüber. Sie heben Ilay hoch, er ist so klein, 2390 Gramm, 46,5 Zentimeter, er passt in eine Handfläche. Sie legen ihn vorsichtig in den Inkubator. Sie dürfen gleich wieder bei ihm sein, sagt der Arzt. Dann schieben sie meinen Sohn hinaus.

~

SOLDAT

Okay, Soldat also, dachte ich. Für ein Jahr, Augen zu und durch. Sich einfach ausklinken? Jetzt wo ich mich endlich in die klinische Arbeit gestürzt hatte? Mir blieb keine andere Möglichkeit. Schon wieder musste ich mich mit einer aufgezwungenen Obrigkeit auseinandersetzen. Zuerst die Kirche, jetzt das Militär. Anstatt Kindern zu helfen, musste ich sinnlos in Uniform strammstehen. Was für eine Zeitverschwendung!

Ich war die erste Zeit in einer Kaserne in Meran stationiert, bei den Alpini, den italienischen Gebirgsjägern, und hatte vom ersten Tag an große Probleme, mich diesem System unterzuordnen. Ich fühlte mich um Jahre zurückgeworfen, in die Zeit der ersten Schuljahre, weg von zu Hause. Schlafsäle, Bett- und Kleiderordnung, klar definierter Tagesablauf zwischen Marschieren, Strammstehen, Langeweile, Trostlosigkeit. Das erste Mal wurden mir nach vielen Jahren wieder die Haare ganz kurz geschnitten. Ich blickte in den Spiegel – und sah eine andere Person.

Oft wurden wir zu sinnlosen Arbeiten verdonnert, reine Beschäftigungstherapie. Mäht den Fußballplatz, hieß es. Ein Befehl!

Kein Problem, dachte ich, kann ich, mach ich. Gebt mir einen Rasenmäher. Oder eine Sense! Endlich was zu tun.

Nein, du musst das mit den Händen machen! Das hohe Gras abreißen! Befehl!

Ich weigerte mich. Das mache ich nicht, sagte ich.

Befehlsverweigerung? Die Folge war eine Strafe.

Ich wurde zum Friseur der Soldaten abkommandiert. Immer

und immer wieder. Was soll ich da noch wegrasieren?, sagte der Friseur. Die Haare waren bereits so kurz geschoren. Ich empfand das einfach nur als entwürdigend.

Pure Freiheitsberaubung, ein sinnloses Totschlagen der Zeit, ein Zermürben, ein Brechen des Willens, eine endlose Erniedrigung. Ein Treten, von oben nach unten.

Wenn du bei den Schießübungen gut warst – wir wurden dazu auf Lastwagen zusammengepfercht nach Bozen zum Schießstand gebracht –, durftest du am Wochenende nach Hause. Hattest du danebengeschossen, musstest du das Wochenende über in die Waschküche.

Ich bemühte mich, traf ins Schwarze – und durfte doch nicht nach Hause. Reine Machtspiele, wie ich das hasste.

Um irgendetwas Sinnvolles zu tun, machte ich alle möglichen Führerscheine, die das Militär so anbot: für Lastwagen mit und ohne Anhänger, für Ambulanzwagen.

Eine willkommene Abwechslung.

Hauptsache kein sinnloses Strammstehen. Im Regen. Salutieren. Rang und Namen und Kompanie nennen.

Wieder einmal weigerte ich mich. Warum sollten wir im Regen stehen und die Offiziere unter einem schützenden Dach?

Ich wehrte mich, auch für die anderen, die es nicht schafften, arme Bauernjungen, die keine Oberschule besucht hatten, die kein Wort Italienisch sprachen, viel jünger waren als ich, das erste Mal von zu Hause weg. Sie wurden regelrecht terrorisiert. Ich stellte mich vor sie.

Alpino Messner! Abmarsch! Klo putzen!

Da gab es aber ein noch viel größeres Problem im Kasernenleben. Die älteren Soldaten und die unteren Chargen mobbten regelmäßig die Jüngeren, geduldet und auch gefördert von der Obrigkeit. Eine reine Hierarchieerhaltung des Systems.

Ich weigerte mich, älteren Soldaten das Essen zu bringen und das Bett zu machen.

Strafe! Putzarbeiten.

Ich weigerte mich, ihnen die Schuhe zu putzen, die Schuhe zu binden.

Strafe! Küchenarbeit.

Ich weigerte mich, ihnen die Füße und Socken zu waschen.

Strafe! Klo putzen!

Ich weigerte mich, auf ihre erniedrigenden Spielchen einzugehen.

Strafe! Übers Wochenende in die Waschküche. Und zuerst zum Friseur.

Ich reagierte zunehmend aggressiver, wurde laut, so kannte ich mich gar nicht. Ich bekam Angst – vor mir selbst.

Eines Nachts musste ich allein ein Waffenlager bewachen. Ein paar ältere Soldaten kamen in der Dunkelheit vorbei, bedrängten mich, schubsten mich, beschimpften mich. Sie provozierten mich ganz bewusst, mich, der ich mich nicht vor ihnen beugen wollte. Ich riss mir das Gewehr von der Schulter. Ich lud das Gewehr, hielt es im Anschlag vor mich und brüllte: Wenn ihr nicht weitergeht, erschieße ich euch!

Ich war dabei, die Kontrolle über mich zu verlieren.

Sie waren weitergegangen, ich hatte nicht geschossen. Ich weiß nicht, ob ich es tatsächlich gemacht hätte, wenn sie nicht verschwunden wären.

Ich bemerkte, wie schmal der Spielraum, der Grat der Toleranz geworden war, auch in mir selbst.

In dieser Nacht fasste ich einen Entschluss: So konnte ich nicht mehr in diesem Umfeld bleiben. Das war nicht mehr *ich*.

Acht Wochen Militärwahnsinn, und ich war an einen Abgrund angelangt, noch einen Schritt weiter, und ich hätte einen Menschen erschossen.

Am nächsten Morgen bat ich um die Genehmigung eines Telefonats und rief meine Oberärztin im Bozner Krankenhaus an. Ich erzählte ihr alles. Sie ließ ihre Beziehungen spielen, die Kinder der hohen Offiziere waren ihre Patienten, einen Tag später konnte ich die Kaserne verlassen.

Ich wurde mit einem Militär-Jeep nach Bozen gebracht und war dort von da an für die medizinische Versorgung der Generäle, Offiziere und deren Familien zuständig.

Ein *Colonello* erklärte mir meinen Zuständigkeitsbereich und legte schließlich väterlich einen Arm um meine Schulter. Sie müssen nicht immer hier sein, sagte er schließlich, das muss ja niemand wissen. Ich konnte es zunächst kaum glauben. War das zuvor Erlebte womöglich nur ein Albtraum gewesen?

Es gab überhaupt nichts zu tun. Tagelang. Wieder kam der *Colonello* zu mir, flüsterte: Wenn Sie nichts zu tun haben, dürfen Sie gerne ins Krankenhaus gehen, um dort zu arbeiten. Wir rufen Sie schon, wenn es hier brennt.

Das war die erste Person beim Militär, die mir menschlich, vernünftig, anständig erschien.

Bald ging ich morgens jeden Tag ins Krankenhaus, arbeitete dort, kam um fünf zurück, versorgte die Kinder und Herren des hohen Militärs und ging dann nach Hause, in eine in Bozen gemietete Wohnung. Ich musste nicht mehr in der Kaserne übernachten.

~

Ich gehe zu meiner Frau, sie schläft.

Ich wandle durchs Krankenhaus. Die Flure entlang, die Treppen hoch, die Treppen runter. Ich beobachte die Menschen, die gesunden, die kranken. Was für ein eigenartiges Gebilde so ein Krankenhaus doch ist. Querschnitt des Lebens. Multiplikation der Schicksale. Hoffnung, Kampf, Aufgabe. Festhalten, Loslassen. Glück, Trauer. Leben, Tod. Welt ohne Ironie. Echte Welt. Kein Weg, keine Möglichkeit, das Leben, die Krankheit, den Tod auszublenden. Spiegel.

Ich setze mich vor die Neonatologie. Ich darf nicht hinter diese Tür – noch nicht. Menschen gehen hinein, kommen wieder heraus. Ärzte, Eltern, Großeltern, Geschwister. Blicke. Kurze Blicke. Leichtes Nicken. Aber jetzt schon Blicke, Nicken, Gesten, die einen kleinen Akt des Zusammengehörens ausdrücken. Ja, wir teilen das gleiche Schicksal, beim einen sieht es schlimmer aus, beim anderen etwas weniger schlimm, aber unsere Kleinsten, sie liegen da drin. Wieder öffnet sich die Tür. Eine Schwester kommt auf mich zu. Bitte, sagt sie.

Ich darf zu Ilay.

~

BIENE MAJA

Schon bald meldete ich mich auch für die ärztlichen Nachtdienste im Stadtgebiet. Nach sechs Monaten erlitt ich dabei einen schweren Unfall. Ich begleitete einen Patienten im Krankenwagen, als uns bei voller Fahrt ein Auto rammte. Ich flog durch die Scheibe in die Führerkabine. Verlor das Bewusstsein. Als ich wieder aufwachte, war ich im Krankenhaus.

Ich hatte ein Schädel-Hirn-Trauma, und mein zweiter Halswirbel war angerissen. Eine lebensbedrohliche Situation. Ich hatte Lähmungserscheinungen in allen Extremitäten. Ich lag da, in einem Streckapparat, der die Wirbelsäule und das Rückenmark entlasten sollte. Meinen ersten Gedanken werde ich nie vergessen: Ich wohne doch im ersten Stock. Ohne Aufzug!

Wie kann man nur in einer solchen Situation als Erstes an so etwas denken?

Dieser Gedanke beschäftigt mich bis heute. Ich dachte nicht: Verdammt, ich werde gelähmt sein. Nein, ich blickte nach vorn, dachte an Hindernisse und Lösungen.

Tagelang starrte ich an die Decke. Bald kannte ich jeden schwarzen Punkt da oben auswendig. Ich lag erstmals als Patient an einem Ort, den ich bis dahin nur als junger angehender Arzt kannte. Das war eine interessante Erfahrung, die ich zwar niemandem wünsche, die dennoch jedem Arzt guttun würde.

Meine Eltern besuchten mich.

Bub, was hast du schon wieder angestellt, sagte mein Vater.

Das wird schon wieder, sagte meine stets zuversichtliche Mutter.

Mir war klar: Ich habe überlebt. Und gleichzeitig: Ich brauche wahrscheinlich für den Rest meines Lebens einen Rollstuhl. Ich versuchte, nicht zu verzweifeln, sagte mir: Scheiße, dann mache ich halt das Beste draus. Ich wollte mich auf keinen Fall selbst bemitleiden. Tagelang lag ich da, beobachtete das Eigenleben des Krankenhauses. Diese vielen Menschen, die da herumliefen. Alle mit ihren Wehwehchen, ihren Problemen, einige nicht so schlimm, andere bereits dem Tode nah. Eine hochkomplexe Struktur. Das paternalistische Betreuungssystem, das sagt: So machst du das und nicht anders! Die Ärzte bestimmen über dich. Du als Patient hast nichts zu sagen.

Mein Blick auf Patienten war von diesem Moment an ein anderer.

Ich hatte am eigenen Leib zu spüren bekommen, wie ausgeliefert man dem System Krankenhaus ist.

Deshalb schwor ich mir: Ich will immer alles dafür tun, um meinen Patienten dieses Ausgeliefertsein so erträglich wie nur möglich zu machen.

Ich hielt das Liegen nicht mehr aus. Zwar konnte ich mich nicht bewegen, aber ich spürte, dass das Gefühl in die Finger und Zehen zurückkehrte.

Ich wollte unbedingt raus, aber ich konnte ja noch nicht einmal auf den Flur gehen, und ich wurde gefüttert.

Ich lag da wie Kafkas Ungeziefer.

Als Gregor Samsa eines Morgens aus unruhigen Träumen erwachte, fand er sich in seinem Bett zu einem ungeheueren Ungeziefer verwandelt. Er lag auf seinem panzerartig harten Rücken und sah, wenn er den Kopf ein wenig hob, seinen gewölbten, braunen, von bogenförmigen Versteifungen geteilten Bauch, auf dessen Höhe sich die Bettdecke, zum gänzlichen Niedergleiten bereit, kaum noch erhalten konnte.

(...)

Gregors Blick richtete sich dann zum Fenster, und das trübe Wetter – man hörte Regentropfen auf das Fensterblech aufschlagen – machte ihn ganz melancholisch. »Wie wäre es, wenn ich noch ein wenig weiterschliefe und alle Narrheit vergäße«, dachte er, aber das war gänzlich undurchführbar, denn er war gewöhnt, auf der rechten Seite zu schlafen, konnte sich aber in seinem gegenwärtigen Zustand nicht in diese Lage bringen. Mit welcher Kraft er sich auch auf die rechte Seite warf, immer wieder schaukelte er in die Rückenlage zurück. Er versuchte es wohl hundertmal, schloß die Augen, um die zappelnden Beine nicht sehen zu müssen, und ließ erst ab, als er in der Seite einen noch nie gefühlten, leichten, dumpfen Schmerz zu fühlen begann.[4]

Heute kann ich die Klagen von Patienten sehr gut verstehen, die sagen, es ist das Schlimmste, das Zimmer, das Haus nicht verlassen zu können.

Du bist plötzlich vom Fluss des Lebens draußen abgeschnitten.

Früher wurde auf das allgemeine Wohlbefinden der Patienten wenig Wert gelegt, heute ist das anders – zum Glück. Neue Krankenhäuser werden so konstruiert, dass Patienten Kontakte pflegen können, nicht nur auf ihre Zimmer begrenzt, sondern im ganzen Gebäude, um das Haus herum.

Ich flehte den Oberarzt an: Gibt es keine andere Möglichkeit für mich, außer nur dazuliegen?

Eine gibt es, antwortete er, wir gipsen dich von oben bis unten ein. Aber ich weiß nicht, ob du das schaffst.

Ich sagte sofort Ja. Ohne nachzudenken.

Sie banden mich auf ein Gestell, ich kam mir vor wie Christus am Kreuz, wie auf einer Folterbank, sie zogen an mir, von allen Seiten, dann fingen sie mit dem Eingipsen an.

Kopf, Hals, Brust. Alles. Bis auf Beine und Arme.

Ein paar Tage später fragte ich, ob ich nun aufstehen dürfe.

Die Antwort lautete: Das kannst du noch nicht. Das geht erst in ein paar Wochen.

Ich probierte es trotzdem. Stellte fest, dass meine Füße mich trugen. Es ging. Ich ging. Wackelig. Aber ich schaffte es hinaus auf den Flur. Ich konnte beim Gehen jedoch nicht auf die Füße schauen, da der Gips meinen Kopf zurückhielt. Ich lief den ganzen Nachmittag den Flur auf und ab, fuhr mit dem Aufzug hoch und runter, ich wollte nicht mehr aufhören zu gehen. Wie schön war dieses Gehen!

Dann durfte ich nach Hause, musste den Gips aber noch vier Monate tragen. Ich hatte Schwierigkeiten zu sitzen. Schwierigkeiten zu liegen. Also ging ich. Tagein, tagaus. Tagelang. Ich ging morgens los, lief über die Bozner Oswald-Promenade, durch die Altstadt. Die Kinder kicherten, zeigten auf mich.

Schau, Mama, schau, die Biene Maja.

Ich sah sie nicht, die Kinder, ich hörte sie nur.

Hallo, Biene Maja!

Ich schaute mir ein Bild der Biene Maja an. Tatsächlich, die Haare der Biene sahen in der Form dem Gips, der sich über meinen Kopf zog, ziemlich ähnlich. Ich war nun also die Biene Maja, die täglich eingegipst durch die Stadt lief.

Der Winter kam, ich ging noch immer. Am Ende des Winters sagte ich: Einmal möchte ich Ski fahren.

Meine Freunde lachten, sie sagten, ich sei verrückt, aber sie brachten mich hoch in die Berge zu einer Piste. Zu einem kleinen Dorflift in Villnöß. Sie zogen mir meine Skischuhe an, halfen mir in den Lift.

Und ich fuhr Ski. Im Gips.

Vom Militär wurde ich in der Zwischenzeit ehrenvoll entlassen. Bei der Zeremonie erschien ich im Gips, was mir ganz recht war, so musste ich keine Uniform tragen. Meine Haare wucherten unter dem Gips, schauten daraus hervor, waren lang wie nie zuvor.

Eine Genugtuung.

Dann, nach vielen Monaten, nahmen mir die Ärzte endlich den Gips ab.

Es war, als hätten sie mich von einem Panzer befreit.

Ich war nicht mehr die Biene Maja.

Nicht mehr Kafkas Ungeziefer.

Ich war abgemagert, hatte an Muskulatur verloren. Aber: Welch wunderbare Leichtigkeit!

~

Er ist so winzig, so zerbrechlich, so schwach, flüstere ich meiner Frau zu. Wir stehen vor seinem Brutkasten. Schauen ihn an in einer Mischung aus Neugierde, Unsicherheit, Erwartungsfreude. Um uns herum stehen andere Eltern um die Brutkästen ihrer Kleinen. Alle flüstern. Die Maschinen piepsen. Eingeschüchtert schaue ich auf die Monitore. Zahlen, rote Kurven, gelbe Kurven, Gebirgszacken, wie an der Börse, der Börsenkurs meines Sohnes. Noch habe ich keine Ahnung, was die Symbole bedeuten, bald werde ich sie zu lesen lernen.

Meine Frau hat ihre Hände durch die eigens dafür vorgesehenen Öffnungen in den Brutkasten gesteckt, sie streichelt Ilay über den kleinen Kopf, ich schaue auf seine winzigen Finger. Zähle nach. Ein, zwei, drei vier, fünf. Die andere Hand? Auch fünf. Aufatmen. Verrückt eigentlich. Und doch zähle ich mehrmals. Manchmal öffnet Ilay die Augen, schaut uns an, schließt die Lider wieder. So, als ob er noch nicht recht entschieden hat, ob er das mag, diese neue Situation, außerhalb des Mutterbauchs, in diesem Kasten, mit diesen zwei Menschen, die um ihn stehen. Ich schaue auf die Schläuche, an denen mein Sohn hängt. Er ist so winzig, so zerbrechlich, so schwach, flüstere ich wieder. Er ist nicht schwach, er ist sehr stark, flüstert eine Stimme neben mir. Ich drehe mich um. Dr. Hubert Messner ist scheinbar lautlos an uns herangetreten. Ilay ist sehr stark, flüstert er erneut und nickt zuversichtlich.

~

KENNEDY

John F. Kennedy, der Held meines Vaters, tauchte in meinem Berufsleben wieder auf. Ab Beginn der 1950er-Jahre entwickelte sich die Neonatologie enorm. Die Neugeborenen-Sterblichkeit war damals noch sehr hoch, man sammelte erste Daten, erstellte erste Statistiken, man experimentierte mit verschiedenen Therapieversuchen.

Bis Mitte des 20. Jahrhunderts kümmerten sich Hebammen und Geburtshelfer um Frühgeburten, danach übernahmen Kinderärzte die Verantwortung. Erste Neugeborenen-Intensivstationen wurden gegründet, die Möglichkeiten waren aber noch sehr begrenzt. Man begann zu forschen, zu publizieren, wagte sich an neue Behandlungsmethoden. Man scheiterte, hatte Erfolg, probierte weiter.

Die enorme Wichtigkeit von John F. Kennedy für die Entwicklung der Neonatologie verstand ich erstmals in den 1990er-Jahren, während ich in Toronto arbeitete. JFK, so sagte man mir, war der Geburtshelfer der Neonatologie. Ich begann nachzufragen, nachzulesen und stieß tatsächlich auf Erstaunliches.

Jackie Kennedy hatte 1955 bereits eine Fehlgeburt und 1956 eine Totgeburt erlitten. Ihr viertes Kind, Patrick Bouvier Kennedy, war eine Frühgeburt. Patrick kam am 7. August 1963 in der 34. Schwangerschaftswoche in der Sommerfrische in Massachusetts zur Welt. John F. Kennedy weilte zu dem Zeitpunkt in Washington.

Die Wehen hatten plötzlich eingesetzt, Jackie war schnell auf eine Luftwaffenbasis gebracht worden, von Ärzten umsorgt.

Das Kind wurde vom Vertrauensarzt per Kaiserschnitt auf die Welt gebracht. Es wog zwei Kilo und 100 Gramm.

Patrick entwickelte ein Atemnotsyndrom. Er atmete sehr schwer. Man informierte das *Boston Children's Hospital.* Boston war schon damals für seine gute Neugeborenen-Intensivstation bekannt. Ein Spezialist flog von Boston zur Luftwaffenbasis und entschied, das Kind in einer Art Inkubator in seine Station bringen zu lassen, damit es überhaupt eine Chance haben würde, zu überleben.

John F. Kennedy kam dazu. Das ganze Land stand still. Die Amerikaner warteten auf Neuigkeiten, beteten für das Kind. Kennedy war seit Langem der erste Präsident, der während der Präsidentschaft Vater wurde. Die Präsidenten vor ihm waren alte Männer gewesen, er hingegen war ein junger Vater.

Die Ärzte in Boston versuchten verzweifelt, das Leben des kleinen Patrick zu retten; das Atemnotsyndrom wurde mit einer hyperbaren Sauerstofftherapie in einer Druckkammer behandelt, die man damals bereits für kardiologische Fälle nutzte und die als revolutionäre Methode bezeichnet wurde.

Gleichzeitig wurde Toronto informiert, das *Hospital for Sick Children*, wo ich später in meiner Laufbahn Erfahrungen sammeln sollte. Dort arbeitete eine griechische Ärztin, die bereits damals einige Kinder, vielleicht ein halbes Dutzend, erfolgreich mit den ersten Beatmungsgeräten beatmet hatte.

Ihre Atemmaschine war jedoch nicht transportabel. Patrick verstarb 39 Stunden nach der Geburt am 9. August 1963 um 4.04 Uhr.

Das Schicksal des Präsidentensohns ging medial um die Welt. Patrick Bouvier Kennedys tragischer Tod entwickelte sich somit zu einem Schlüsselereignis für die Entwicklung der gesamten Neonatologie. Kinderärzte begannen, dieses Schicksal im Hinterkopf, sich für Frühchen zu interessieren. Sie wollten sie nicht mehr länger den Geburtshelfern und Hebammen überlassen. Die Problematik der Frühgeburt trat ins Bewusstsein der Menschen – und somit auch der Ärzte. Bis dahin waren die Kleinen einfach verstorben. Man hatte sich nicht groß mit ihnen beschäftigt. Schicksal.

Nun stemmte man sich gegen dieses Schicksal. Allen voran John F. Kennedy. Der US-Präsident ließ viel Geld für die Entwicklung dieses Bereichs zur Verfügung stellen. Zahlreiche Ärzte entschieden sich daraufhin für die Laufbahn als Neonatologe, sie bildeten weltweite Netzwerke, tauschten sich untereinander aus. Beatmungsmaschinen wurden entwickelt, die Kinder wurden systematisch beobachtet, an den Universitäten wurde viel zu dem Thema geforscht und publiziert.

Das kurze Leben des Patrick Bouvier Kennedy hatte die Geschichte der Neonatologie ins Rollen gebracht. Heute könnte ein Kind von zwei Kilo und 100 Gramm bei der Mutter bleiben. Patrick wäre heute kein Fall mehr für die Neonatologie. Der Präsidentensohn könnte leben. Heute retten wir Kinder mit 500 Gramm und weniger.

~

Ilay geht es gut. Ilay ist ein Kämpfer. Wir haben keine Angst. Wir haben von der ersten Minute an Vertrauen und Zuversicht. Wir hatten Glück im Unglück. Bei vielen Kindern in der Neonatologie ist die Ausgangssituation wesentlich schlechter, risikobehafteter, unvorhersehbarer.

Wir treffen auf Eltern, die abends nach Hause fahren und mit der großen Unsicherheit zu Bett gehen müssen, ob ihr Kind die Nacht überleben wird. Bei Ilay ist die Wahrscheinlichkeit sehr hoch, dass alles gut wird. Man sagt uns, wir müssen nur Geduld haben. Viel, viel Geduld. Das hilft. Geduld. Wir üben uns darin.

Die Station wird ein wenig zu unserem Zuhause. Die anderen Eltern und Frühchen werden zu unseren Nachbarn. Wir erfahren deren Schicksale, wir freuen uns mit den Eltern, wenn ihr Kind Fortschritte macht, wir sind traurig, wenn dem nicht so ist. Wir sprechen uns gegenseitig Mut zu. Ausdauer. Geduld. Das erleichtert vieles. Wir haben das Glück, nicht jeden Tag mit Angst vor schlechten Neuigkeiten in die Station gehen zu müssen, wir gehen mit Zuversicht. Ilay entwickelt sich gut. Wir hoffen, dass es dabei bleiben wird.

Wir genießen die Betreuung der Ärzte, der Schwestern. Es ist wie eine Art Elternkurs. Die Schwestern zeigen uns, wie wir den Kleinen am besten halten, wie wir ihn wickeln und ihn waschen sollen. Geduld. Wir üben uns in Geduld. Wir streicheln ihn, wechseln seine Windeln, waschen ihn, er schläft an unserer Brust. Wir schauen auf die Geräte. Wir sehen die Zahlen, die Kurven, die Bergzacken. Ilay, wann wirst du die Atemunterstützung nicht mehr brauchen? In einer Woche? In zwei? Geduld!

~

EIN JUNGER ARZT

Zurück in der Bozner Kinderstation war mir eines klar: Mit den Kleinsten arbeiten, das will ich tun, das soll meine Bestimmung sein. Gleichzeitig mit den Diensten in Bozen absolvierte ich in Modena meinen Facharzt, schloss bald ab. Mein Chefarzt fragte mich, ob ich nicht in die Neonatologie wechseln möchte, die Station war klein, platzte aus allen Nähten, ich stimmte zu.

Neonatologie-Abteilungen sprossen zu dem Zeitpunkt überall in Europa aus dem Boden.

Ich fand den Bereich spannend, da konnte man viel machen, es gab viel zu entdecken, da war jede Menge Luft nach oben.

Ich bat meinen Chefarzt, mich weiterbilden zu dürfen. Er erlaubte es mir.

Ich ging nach Mailand, in eine große, chaotische Neonatologie-Abteilung, sog alles gierig auf. Ich schaute älteren Ärzten über die Schulter, probierte an technischen Geräten herum, die dort zuhauf zur Verfügung standen.

Ich merkte: In diesem Bereich kann ich gestalten und arbeiten.

Ich bewarb mich neben der neonatologischen Ausbildung in Mailand auch in Graz und wurde genommen. Dort wurde ich von Anfang an voll in die Arbeit eingebunden. Ich wurde zum ersten Mal mit der Ultraschall-Technik konfrontiert, mit neuen Beatmungsmethoden; das war ein völlig neues Feld damals. Ich war begeistert vom medizinischen und technischen Fortschritt auf diesem Gebiet, von all den Möglichkeiten, die nun gegeben waren.

Ich lernte, wie man Kinder intubiert, beatmet, ernährt, und ich lernte, wie ein Team funktioniert. Ich behandelte erstmals sehr kleine Kinder, Frühchen unter der 28. Woche und unter 1 000 Gramm Gewicht, so klein, wie ich sie in Bozen und Mailand kaum einmal gesehen hatte.

Ich lernte die Methoden der Niedrigfrequenzbeatmung kennen, ein Steckenpferd des damaligen Chefs der Neugeborenen-Intensivstation in Graz. Ich schrieb dort eine Arbeit für meine Facharztausbildung, es war eine Beobachtungsstudie von 50 Frühchen zwischen der 24. und der 37. Schwangerschaftswoche, mit dem Ziel, Beatmungsdauer, Blutgaswerte, Komplikationen und Mortalität zu analysieren. Danach kehrte ich nach Bozen zurück. Das war Mitte der 1980er-Jahre.

Wir begannen nun auch in Südtirol, kleinere Kinder mit Erfolg zu behandeln, Frühgeburten unter 1 000 Gramm und vor der 28. Schwangerschaftswoche.

Ich hantierte mit unseren ersten, rudimentären Beatmungsmaschinen, das Stethoskop für das Kind in der einen Tasche und den Schraubenzieher für die Maschine in der anderen. Ich wollte nun auch die Kleinsten der Kleinen beatmen und bat die Hebammen, auch vor der 28. Schwangerschaftswoche gerufen zu werden, wenn die Kinder ein Lebenszeichen von sich gaben.

Man dachte zu dieser Zeit noch, dass Frühchen unter diesen Schwangerschaftswochen Spätaborte sind, also sowieso versterben, deshalb ließ man mich, so makaber das klingt, gewähren.

Bevor ich die Kinder nun stets intubierte, taufte unsere damalige Stationsschwester, eine Ordensfrau, die Kinder. Weil sie dachte, sie sterben eh, wenn sie beatmet werden müssen.

Viele Kinder starben tatsächlich.

Ich versuchte es weiter.

Ich beatmete die Kinder, wie ich es in Mailand und Graz gelernt hatte.

Die Mortalitätsrate blieb weiter hoch. Zumindest anfangs.

Doch dann überlebte eines der Kinder, bald ein zweites, ein drittes. Irgendwann kam der Tag, an dem die Ordensfrau die Kinder nicht mehr taufte, bevor ich sie intubierte und beatmete.

Da wusste ich: Das ist der richtige Weg. Meine Arbeit macht Sinn. Die Kinder überleben. Ich schöpfte Selbstvertrauen.

750 Gramm.

Kinder überlebten.

26. Woche.

Kinder überlebten.

In unserer kleinen Abteilung waren wir bald getragen von einer großen Begeisterung und Aufbruchstimmung.

Wir konnten die neuesten Gerätschaften, Beatmungsgeräte und Monitorsysteme ankaufen, neue Ärzte einstellen, die Station weiter ausbauen und uns vernetzen mit Kollegen in Italien und anderen europäischen Ländern. Man traf sich auf Kongressen, begann gemeinsam zu forschen, zu publizieren und wurde zu Vorträgen und Arbeitsgruppen eingeladen.

Die Neonatologie entwickelte sich rasant weiter. Da wuchs irgendetwas – und ich wuchs mit.

Noch vor 40, 50 Jahren war die perinatale Mortalität zehnmal höher als heute. Jahr um Jahr arbeiteten wir daran, sie zu senken. Um die Überlebenschancen der Kinder zu verbessern, beschlossen wir, alle Risikoschwangerschaften und Frühchen, die anfangs noch in den kleineren Krankenhäusern Südtirols geboren wurden, mit einem Transportinkubator auf die Neugeborenen-Intensivstation nach Bozen zu bringen und das Geld, das Wissen und alle Kraft für deren Versorgung dort zu bündeln. Ein Erfolgsrezept, wie sich im Laufe der Jahre herausstellte.

Anfang der 1990er-Jahre hatte ich erneut den Wunsch, mir noch mehr Wissen anzueignen. Ich wollte unbedingt zum damals renommiertesten Neonatologie-Team der Welt, ins *Hospital for Sick Children* in Toronto.

Auch in der Neonatologie in Toronto wurde ich herzlich aufgenommen, wie zuvor in Mailand und in Graz, überhaupt habe ich das Gefühl, dass auf allen Neonatologien der Welt eine freundlichere, offenere Atmosphäre herrscht als in anderen Krankenhausabteilungen. Ärzte, die mit Kindern arbeiten, sind wohl eine Art Menschenschlag, der gerne freundlich ist, keine Hierarchie mag, keine Götter-in-Weiß-Allüren hat, der gerne im Team arbeitet, auf Augenhöhe.

Niemand in Toronto störte sich an meinem schlechten Englisch, ich wurde vom ersten Tag an in die Arbeit mit einbezogen. Ich war begeistert. Ich lernte neue Beatmungsmethoden kennen und auch, wie man die Kinder wieder von der Beatmungsmaschine entwöhnt. Ich studierte die Lungenmechanik, neue Formen des Katheterlegens, die neuesten Erkenntnisse zum Thema Ernährung, die bessere Auswertung von Röntgenbildern, und ich konnte meine Kenntnisse in der Sonografie ausbauen. Die Zeit in Kanada bildete die Basis für meinen zunehmenden Wissensaufbau.

Mir wurde eine feste Stelle angeboten, ich sollte in die Forschung gehen. Ich wäre gerne in Toronto geblieben, aber ich fühlte mich Bozen und meinem Primar dort verpflichtet. Also ging ich zurück nach Südtirol. Mit gestärktem Selbstbewusstsein als Arzt. Sicherer in meinem Tun. Ich hatte genaue Vorstellungen, wie wir uns in Bozen weiterentwickeln sollten, wie die Abteilung in Bozen zu führen ist, wie man junge Ätzte ausbildet, wie wir den Kindern besser helfen können.

Ich durfte die Neonatologie von da an selbstständig leiten und hatte völlig freie Hand. Wir waren sieben Ärzte und wuchsen als Team schon bald eng zusammen. Wir übernahmen viele der Errungenschaften, die ich aus Toronto mitgebracht hatte, steckten viel Geld in neue Brutkästen und in neue Monitorsysteme.

Ich hatte in Kanada aber auch sehr viel über ethisches Verhalten gelernt, hatte gelernt, wann man Kinder sterben lassen musste, wann es keinen Sinn mehr machte, ein Kind künstlich am Leben zu erhalten. Das war ein wichtiger Lernprozess für mich.

Es wurde mir klar, dass es nicht nur um die Senkung der Mortalitätsrate geht, mit der man sich schmücken will.

Es geht darum, dass Kinder möglichst gesund und mit einer guten Lebensqualität überleben.

Das war von nun an mein Ziel.

Bald zählten auch wir zu den renommierten Neonatologie-Intensivstationen in Italien und behandelten Kinder ab der 24. Schwangerschaftswoche und unter 500 Gramm mit sehr guten Erfolgen. Uns wurde aber auch klar, dass wir die Grenze der Überlebungsmöglichkeiten über die Jahre immer weiter nach unten verschoben hatten, an einen Punkt, an der die Aussicht auf eine gute Lebensqualität für das Kind nicht mehr gewährleistet war.

Nach einigen Jahren verspürte ich erneut den Wunsch, meine Gier nach neuem Wissen zu befriedigen. Zusammen mit meiner Frau und unseren beiden Kindern ging ich nach London an das *Great Ormond Street Hospital* mit seiner großen, renommierten Neugeborenen- und Kinder-Intensivstation. Ich wollte dort – über das Neugeborenenalter hinaus – lernen, wie Säuglinge und Kinder intensivmedizinisch optimal betreut und auch beatmet werden.

Wir wohnten im Haus der Familie meines Bruders Hansjörg, der damals schon seit Jahren als Psychiater in der englischen Hauptstadt arbeitete.

Wieder bekam ich bald eine Stelle angeboten, wieder fühlte ich mich Bozen verpflichtet. Ich lehnte erneut ab. Wir kehrten nach Südtirol zurück, wo ich schließlich nach einigen Jahren Chefarzt wurde.

~

Das ständige Piepsen der Maschine, es macht dich ganz verrückt. Du bekommst es nicht mehr aus dem Kopf. Es ist wie die Melodie eines nervtötenden Ohrwurms. Immer wieder sackt die Sauerstoffsättigung ab. Erst wenn sie nicht mehr absackt, kann Ilay von der Beatmungshilfe weg.

Warten. Warten.

Immer wieder die Hoffnung, dass es nun nicht mehr piepst, dass Ilay nun endlich … dann piepst es wieder. Wieder ist die Sättigung abgesackt. Und das Warten beginnt von vorne.

~

WENN DAS LEBEN BEGINNT

Unerwartet setzten in der 24. Schwangerschaftswoche plötzlich die Wehen ein.

16 Wochen zu früh.

Ein Rettungswagen brachte die Mutter, eine Bäuerin, ins nächste kleine Krankenhaus. Bis nach Bozen hätten sie es nicht geschafft.

Der Muttermund war schon fast vollständig eröffnet, die prall gefüllte Fruchtblase im Geburtskanal, die Herztöne des Kindes regelmäßig. Ein Notfall.

Telefonisch wurde das Transportteam der Neugeborenen-Intensivstation Bozen angefordert, um so weit wie möglich bei der Geburt des Kleinen anwesend zu sein. Ich flog zusammen mit einer Kinderkrankenpflegerin mit dem Hubschrauber ins periphere Krankenhaus. Mit dabei: ein Transportinkubator.

In der Zwischenzeit kam es zu einem vorzeitigen Blasensprung.

Als wir ankamen, war Lorenz* noch nicht geboren. So schafften wir es, in dem für uns fremden Umfeld alles für die Geburt Notwendige vorzubereiten, auch das *Surfactant*, ein Fett-Eiweiß-Gemisch, das für die Öffnung und Stabilisierung der Lungenbläschen in dieser Schwangerschaftswoche lebenswichtig ist.

Nach der Geburt war Lorenz kaum aktiv. Seine Atmung war oberflächlich, die Herzfrequenz gerade noch zufriedenstellend.

Wir intubierten das Kind, versuchten so schonend wie möglich die Lunge zu öffnen und verabreichten über den

Trachealtubus das *Surfactant*. Die Sauerstoffsättigung stieg sofort auf Normalwerte an, und die Sauerstoffzufuhr konnte auf 21 Prozent reduziert werden. Die Mutter verfolgte besorgt und schockiert alles von ihrem Bett aus. Nach dem Legen eines Nabelvenenkatheters und einem ersten Gespräch mit der Mutter konnte Lorenz unter assistierter Beatmung und kompletter Überwachung im Transportinkubator auf unsere Neugeborenen-Intensivstation in Bozen verlegt werden. Er wirkte so klein und zerbrechlich in seinem Inkubator, verkabelt und an Infusionen hängend, aber er war ganz ruhig, und es schien, als würde er mit uns allen den Flug über die bekannten Berge genießen.

Geburtsgewicht 480 Gramm.

Die Eltern kamen am nächsten Tag in unsere Station. Ein emotionaler Moment. Wir ließen ihnen Zeit, dann erklärte ich ihnen, wie es um Lorenz stand. Sie zeigten sich dankbar für die ermutigenden Worte und vertrauten uns und ihrem Kind – trotz der offenen Prognose. Wir waren sehr unsicher, ob der Kleine es schaffen würde. Der Vater musste zurück auf den Bauernhof, die Mutter blieb bei ihrem Kind und ermunterte es.

Tag für Tag.

Lorenz kämpfte sich durch und brauchte nach zwei Wochen keine mechanische Beatmung mehr, benötigte aber einen weiteren Monat lang eine Atemunterstützung mit Sauerstoff. Es gelang uns, die Verbindung zwischen Lungenarterie und Aorta medikamentös zu verschließen, die frische Muttermilch sorgte für ein gutes Wachstum. Es ging Woche für Woche bergauf, die Rückschläge hielten sich in Grenzen. Die bei der Geburt noch fehlenden Hirnwindungen entwickelten sich normal, ebenso die Netzhaut.

Die Mutter – und sooft er konnte auch der Vater – genossen es, sich ihren Sohn auf die Brust zu legen, mit ihm zu dösen. Immer wieder sprachen die Eltern ihm gut zu. Sie freuten sich auch auf jedes Gespräch mit uns, sie versprühten Zuversicht in ihrem spürbaren Urvertrauen.

Nach dreieinhalb Monaten konnte Lorenz in sein ursprüngliches Krankenhaus zurückverlegt und von dort auch schon bald darauf nach Hause entlassen werden.

Für Lorenz war es eine Gratwanderung am Beginn seines Lebens. Inzwischen steht er mittendrin. Ein gesunder Bauernbub.

Ein Blasensprung in der 20. Schwangerschaftswoche.

Verzweiflung.

Schreckliche Angst, das ersehnte Kind zu verlieren.

Was nun?

Der behandelnde Frauenarzt empfahl Bettruhe, regelmäßige Kontrollen des Fruchtwassers, der Herztöne, des Wachstums, der Infektionsparameter – und ein Gespräch mit uns Neonatologen.

Wir erklärten den Eltern die Problematik der Lungenentwicklung des ungeborenen Kindes in dieser Phase und bei fehlendem Fruchtwasser, wir sprachen über die Auswirkungen auf die Beweglichkeit der Gelenke, das Infektionsrisiko und über unsere große Sorge, dass das Kind es nicht in die 23. oder 24. Schwangerschaftswoche schaffen könnte, von wo an wir versuchen würden, es ins Leben zu bringen.

Was tun?

Die Eltern wirkten überfordert. Verständlicherweise. Es schien mir, als würden sie den Inhalt des Gesprächs gar nicht richtig aufnehmen.

Unsicherheit.

Ratlosigkeit.

Wir warteten weiter ab.

Ich rechnete damit, dass das Kind es wohl nicht schaffen würde.

Täglich verlor die Mutter weiteres Fruchtwasser, doch Sophie* hielt durch. Sie schafften es tatsächlich in die 23. Woche.

Wir beschlossen, die Mutter mit Kortison zu behandeln, um die Lungenreifung des Kindes zu beschleunigen.

Nun bestand eine Chance.

Neue Hoffnung.

Ein paar Tage später setzten plötzlich die Wehen ein, und es kam zu einer Spontangeburt.

Kaum auf der Welt, zeigte sich Sophie aktiv. Sie bewegte sich ohne Einschränkungen, sie atmete spontan und brauchte nur eine Atemunterstützung mit geringer Sauerstoffzufuhr.

Ich verabreichte ihr *Surfactant*, um die Lungenbläschen zu stabilisieren, und war überrascht, wie gut sie damit zurechtkam. Sie startete voller Energie ins Leben – trotz all der negativen Voraussetzungen.

Ihre Augenlider waren noch geschlossen, die Haut ganz zart, durchsichtig, verletzlich, eine Handvoll Leben …

Die Eltern – den Schwangerschaftsverlauf und unsere Gespräche im Hinterkopf – trauten zunächst ihren Augen nicht.

Unsicherheit.

Distanz.

Angst vor einer neuen Enttäuschung.

Ein Ausnahmezustand.

Mit der Zeit aber wuchsen das Vertrauen, die Hoffnung, die Freude, das Glück und die Beziehung zum Kind.

Sophie nahm an Gewicht zu und entwickelte sich ohne besondere Probleme, nur die Netzhaut musste aufgrund von

ATHESIA®

ATHESIA BUCH GMBH SRL
Filiale ALGO Algund
Weingartner-Str. 31 - 39022 Algund
www.athesiabuch.it
MwStNr.-P.IVA 00853860211

DOCUMENTO COMMERCIALE
di vendita o prestazione

DESCRIZIONE	PREZZO(€) IVA
DER SCHMALE GRAT	13,20 F

2860118200277

TOTALE COMPLESSIVO	13,20
DI CUI IVA	0,00
PAGAMENTO CONTANTE	13,20
IMPORTO PAGATO	13,20

F: *ES IVA Esente

16/06/25 11:13 DOC.0368-0027
RT 96IKN001212

Vielen Dank fur Ihren Einkauf!
Grazie per il suo acquisto!
-
Umtausch nur mit Kassenbeleg
Cambio solo con scontrino

Veränderungen, wie wir sie bei extremen Frühgeburten häufig sehen, gelasert werden.

Nach zweieinhalb Monaten konnte Sophie die Neugeborenen-Intensivstation verlassen.

Raus ins Leben.

Zwei Beispiele, die für so viele stehen. Zwei Beispiele, die das Glück meiner Arbeit zeigen. Die Erfüllung. Das sowohl menschlich als auch medizinisch Machbare. Den Fortschritt.

Wir verlagerten die Grenze der Lebensfähigkeit über die letzten Jahrzehnte durch die technischen Errungenschaften und durch unsere Erfahrungen kontinuierlich nach unten.

Doch wie soll das weitergehen?

Ab wann ist ein Kind wirklich lebensfähig?

Das ist die Frage, die ich mir in meinem Beruf immer wieder zu stellen hatte. Wir trafen die Geburtshelfer wöchentlich, besprachen komplizierte Schwangerschaften, diskutierten die fötalen Ultraschallbilder, die Wachstumsparameter, den voraussichtlichen Zeitpunkt der Entbindung und ethische Problematiken.

Was machen wir in der 22. Schwangerschaftswoche, wenn das Kind seit der 20. Schwangerschaftswoche nicht mehr wächst? Oder wenn die Fruchtblase bereits in der 18. Woche geplatzt ist?

In der 22. Woche machen wir in der Regel nichts. Zu diesem Zeitpunkt ist die Möglichkeit des Kindes zu überleben äußerst gering. Wir versuchen, wenn es der Zustand des Kindes erlaubt, es mindestens in die 24. Woche zu bringen.

Ein Kind in der 23. oder 24. Woche hat eine reale, wenn auch geringe Chance.

Jeden Tag stellten wir uns einige Fragen aufs Neue: Wie klein ist zu klein? Welche Form der Beeinträchtigung ist tragbar? Was ist das Beste für das Kind? Wer entscheidet wie und auf welcher Basis? Wo liegt die Grenze zwischen einem guten Betreuungsstandard und einer aggressiven Behandlung? Geht die höhere Überlebensrate in diesen Schwangerschaftswochen mit einem höheren Risiko für eine Beeinträchtigung einher?

Versuchen wir zu retten, oder lassen wir sterben?

All diese Fragen stellen komplexe Probleme dar, vor denen wir Ärzte, medizinische Mitarbeiter, Psychologen, aber vor allem die Eltern selbst stehen.

Für die Entscheidungsfindung müssen wir dabei viele Faktoren berücksichtigen: den Schwangerschaftsverlauf, die Vorbereitung auf die Geburt, das soziale Umfeld. Sowohl internationale als auch hausinterne Statistiken bezüglich Mortalität, Morbidität und *Outcome* müssen beachtet werden, auch die technischen und personellen Ressourcen der Abteilung. Von all diesen Faktoren hängt es schließlich ab, ob ein Kind an der Grenze der Überlebensfähigkeit eine Chance hat oder nicht.

Bei jedem Kind ergibt sich jedes Mal eine neue Situation. Bei jedem Kind müssen wir neu abwägen. Neu entscheiden.

Durch meine Erfahrung in Toronto und durch meine verschiedenen Lehrmeister hatte ich gelernt, dass es bei all diesen Fragen um viel mehr geht als nur um das reine Überleben.

Die Mortalitätsraten bei Frühchen und Neugeborenen sind für die Politik überaus wichtig, nur positive Statistiken zählen. Aber liegt das auch im Interesse einer vernünftigen Gesellschaft? Sind diese Statistiken auch für uns als Ärzte wichtig?

Ich denke nicht.

In Toronto wurden diese Fragestellungen von einer laizistischen Sichtweise angegangen, in Südtirol hingegen wird oft zutiefst katholisch argumentiert. Nach dem Credo: Jedes Leben hat gelebt zu werden, egal wie. Über Leben oder Tod wird nicht unter Ärzten entschieden. Das entscheidet nur Gott. Jedes Leben muss um jeden Preis gerettet werden.

Leben ist ein Geschenk Gottes, Leben ist keine Wahl. Es gibt nicht die Option zu sagen: Vielleicht ist das Nicht-Leben eine Erlösung. Nein, das Leben ist gottgewollt im Guten wie im Schlechten. Wir müssen es erhalten, so sieht es das christliche Dogma. Punkt. Alleine die Fragestellung, wann ein Leben überhaupt beginnt, verbietet sich in diesem Kontext.

Entscheide ich mich für die Heiligkeit des Lebens? Oder für die Qualität des Lebens?

Eine große Frage. Nun ist es nicht so, dass ich das völlig anders sehe. Nein, auch ich bin der Meinung, wir Ärzte sind nicht befugt, über Leben und Tod zu entscheiden. Unsere entscheidende Aufgabe ist es aber, zu erkennen, ob ein Kind wirklich leben kann, leben will, den Weg ins Leben sucht, oder ob es sterben will – und nicht zuletzt: ob die Zukunftsaussichten des Kindes lebenswert sind.

Vor meinem Aufenthalt in Toronto arbeitete ich nach der Vorgabe: Jedes Kind muss überleben. In Toronto begann ich, unser Tun auch von einer anderen Sichtweise zu betrachten, ich fing an umzudenken.

Ich bemerkte auch, dass sich meistens nur die älteren Ärzte mit ethischen Fragen beschäftigten und immer wieder vermeintliche Wahrheiten in Zweifel zogen. Viele taten es erst dann, wenn sie nicht mehr arbeiteten, wenn sie in Rente waren. Vorher schien es dafür keine Zeit zu geben. Zu viel Druck, auch zu viel Leistungsorientiertheit lastete auf ihren Schultern.

Ich fragte mich: Warum beschäftigen sich nur die älteren Ärzte mit diesen wichtigen Themen? All diese Fragen müssten wir uns doch eigentlich gleich am Anfang unserer Laufbahn stellen.

Ich habe im Laufe meiner Karriere zahlreiche Vorträge zu diesem Thema gehalten, und sie begannen jedes Mal mit einer rhetorischen Entschuldigung. Ich sagte stets: Entschuldigen Sie, Sie haben sicher einen alten Arzt mit weißen Haaren erwartet, aber dieses Thema, über das ich heute spreche, muss vielmehr uns junge Ärzte beschäftigen. Diese Gedanken müssen wir jungen Ärzte uns machen, diese Entscheidungen müssen wir jungen Ärzte treffen. Wenn wir alt sind und nicht mehr arbeiten, ist es für vieles zu spät.

In Toronto wurde mir klar: Wir müssen bei Kindern an der Grenze der Lebensfähigkeit ein anderes Verhalten entwickeln. Ich las viel Fachliteratur dazu, auch philosophische Skripten, die auf den ersten Blick nichts mit Medizin zu tun haben. Sokrates, Aristoteles, Immanuel Kant, der sich auf eine prinzipiengestützte Ethik mit vernunftbezogenen Orientierungspunkten bezieht. In diesem Sinne stellt Kant die Fragen: Was soll ich tun? Was ist richtig? Er beantwortet sie nach dem Prinzip der praktischen Vernunft und des Handelns aus Pflicht und gutem Willen.

Was wir gut nennen sollen, muß in jedes vernünftigen Menschen Urteil ein Gegenstand des Begehrungsvermögens sein, und das Böse in den Augen von jedermann ein Gegenstand des Abscheues; mithin bedarf es, außer dem Sinne, zu dieser Beurteilung noch Vernunft.[5]

Die unterschiedlichen philosophischen Überlegungen mit anderen zu teilen war oft nicht leicht. Ärzte sehen sich in erster Linie als Heiler. Das ist für sie Berufung. Jeder überlebende Mensch ist ein Erfolg, jedes Sterben ein Misserfolg. Dagegen stemmen sie sich mit aller Kraft.

Das ist auch gut so, aber es ist zu einfach gedacht.

Denn so einfach ist es nicht.

Es ist wesentlich komplexer – wie so vieles im Leben.

Ich würde das Credo deshalb nur ein klein wenig anders formulieren. Nicht das unbedingte Überleben muss das Ziel des Mediziners sein, sondern das Wohl des Patienten, wie auch der Grundsatz, dem Patienten keinen Schaden zuzufügen.

Das Kind kann mit unserer Hilfe überleben. Gut. Aber es wird eine sehr schwere Beeinträchtigung davontragen. Hier die Fragestellung: Handeln wir zum Wohl des kleinen Patienten oder fügen wir ihm Leid zu?

Denn nicht die Natur hat es mit dieser Beeinträchtigung zur Welt gebracht. Ohne unsere ärztliche Kompetenz wäre das Kind gestorben. Wir haben es ins Leben geführt, mit all unserer Erfahrung und unserem ärztlichen Handeln, aber müssen wir um sein Überleben kämpfen, wenn es nur mit einer schwersten Beeinträchtigung überleben kann? Können wir uns auf Lebensqualität beziehen?

Sind nicht wir es, die in diesem Fall, mit all unserem Tun und Können, Schaden zufügen?

Wollten nur wir, dass das Kind überlebt, oder will es das Kind selbst auch?

Das waren die Fragen, die für mich wichtig wurden, und mir kamen Zweifel an der Entscheidung, ein Überleben um jeden Preis anzustreben, ohne die zu erwartende Lebensqualität mit einzubeziehen.

Es geht nicht darum, im Interesse der Religion, der Gesellschaft, der Statistik, der Politik, des persönlichen Erfolgsstrebens, des eigenen Egos zu handeln. Sondern es geht einzig und allein um das Interesse des jeweiligen Kindes.

Bei einer solchen Entscheidung hilft kein Gesetz, kein vom Gesetzgeber festgelegtes Frühgeburtsstichdatum. Da hilft nur eines: genaues Hinschauen. Beobachten. Die ärztlichen Geräte auch mal beiseitelegen. In das Kind hineinhören, sich bemühen zu verstehen. Wohin will dieses Kind? Das ist ein zentraler Punkt jeglichen ärztlichen Handelns. Wenn sich der Patient nicht selbst artikulieren kann, dann ist es unsere ärztliche Pflicht, zu versuchen, andere Formen seiner Kommunikation zu erkennen.

Ich will dem Kind nicht schaden. Ich will nur im Interesse des Kindes handeln. Also muss ich lernen, zu verstehen, was das Kindesinteresse ist.

Nun entwickelt sich eine sehr komplexe Situation, denn selbst das Interesse der Eltern kann ein anderes sein als jenes, welches ich durch all meine ärztliche Erfahrung als das Interesse des Kindes ausgemacht habe.

Jedes Elternpaar will verständlicherweise, dass sein Kind lebt. Dass es gesund ist. Alle Eltern haben Angst vor einem kranken Kind. Das ist völlig normal.

Wer trifft in dieser Situation die Entscheidung?

Da sind wir Ärzte in der Pflicht, die Entscheidungen gemeinsam mit den Eltern, dem Pflegepersonal und letztlich mit dem Kind selbst zu treffen. Der Gesetzgeber kann nur einen Rahmen vorgeben, er kann aber nicht für das einzelne Kind entscheiden.

Ich habe als Arzt eine Entscheidungskraft, aber ich darf nicht willkürlich versuchen, Gott zu spielen. Ich muss Entscheidungen treffen, mich persönlich gleichzeitig aber völlig zurücknehmen. Eine schwierige Gratwanderung. Denn mein ärztliches Tun hängt natürlich auch von meinen persönlichen Wertvorstellungen ab. Und von meiner Erfahrung. Ebenso vom Vertrauen zwischen den Eltern und mir. In dieser komplexen Problematik zu verstehen, welches Handeln an der

Grenze der Lebensfähigkeit im Sinne der kleinen Patienten ist, ist eine große Herausforderung und gleichzeitig eine große Schwierigkeit für uns Neonatologen.

Dabei gibt es unterschiedliche Herangehensweisen. Im skandinavischen und angelsächsischen Raum wurde lange Zeit entsprechend der Auswertungen verschiedener Statistiken entschieden. Bei einer Überlebensfähigkeit *X* und einer Handicap-Wahrscheinlichkeit *Y* hatte man sich für *Z* zu entscheiden. Kein Abweichen. Das wurde den Eltern genauso kühl mit dem Hinweis auf die Statistik mitgeteilt. Im Mittelpunkt der Entscheidung stand das *Credo der kalten Ratio*.

Dieses Vorgehen erschien mir schon immer als viel zu vereinfachte Herangehensweise. Statistiken sind beliebig interpretierbar. Sie dienen lediglich der Orientierung und sind nicht dazu geeignet, ihnen blind zu folgen. Statistiken sagen über das Kollektiv etwas aus, aber nichts über das einzelne Schicksal.

Ganz anders das bereits erwähnte südländische, katholische Umfeld, in dem ich aufgewachsen bin. Wo Leben zu retten ist, egal wie. Dem *Credo des Herzens* folgend.

Mir war klar, keines von beiden konnte in dieser absoluten Ausprägung richtig sein. Das skandinavische und angelsächsische Vorgehen schaut nur auf das Kollektiv, entscheidet streng danach. Das katholische Vorgehen hingegen versucht blind zu retten, das Leben an sich niemals infrage stellend, die Frage nach der Qualität des Lebens ausblendend.

Das richtige Vorgehen muss auf den Einzelnen und seine Prognose ausgerichtet werden. Das ist die *prognostisch individuelle Strategie*.

Ich bevorzuge diese Art des Herangehens an unsere Patienten. In diesem Sinne beginnen wir bei jedem Kind, sofern notwendig, mit der maximalen Behandlungsmöglichkeit, folgen dieser aber nicht blind, beurteilen die Entwicklung des Kindes und bewerten den klinischen Verlauf täglich neu. Immer mit der Option, bei gravierenden Komplikationen, wie beispielsweise schweren neurologischen Schäden, die mit größter Wahrscheinlichkeit mit einer sehr schlechten Lebensqualität einhergehen, die Intensivtherapie bei beatmungsabhängigen Kindern zurückzufahren und unser Therapieziel zu verändern, das Sterben in Kauf zu nehmen.

Das sind natürlich schwierige Entscheidungen, besonders für die Eltern. Für sie ist es oftmals leichter, Behandlungen gar nicht erst zu beginnen, als eine begonnene Behandlung eventuell wieder zu beenden. Weil in dem Moment der Behandlung Hoffnung freigesetzt wird, die leider manchmal enttäuscht werden muss.

In diesen Entscheidungsprozess müssen alle Beteiligten mit einbezogen werden, alle müssen an einem Strang ziehen und das Vorgehen mittragen.

Wir geben dem Kind nur eine Hilfestellung. Nimmt das Kind diese nicht an, müssen wir auch die Kraft und den Mut haben, das zu akzeptieren. Mit Herz und Ratio gleichermaßen.

Mein Weg der *prognostisch-individuellen Strategie* ist bestimmt der steinigste, der anstrengendste, der kraftraubendste, aber auch der einzige, der dem einzelnen Individuum gerecht wird.

Ethisch war dieser Weg lange umstritten. Das katholische Umfeld akzeptierte eher, in Grenzsituationen eine Behandlung gar nicht erst zu beginnen, aber niemals, eine Behandlung an einem bestimmten Punkt wieder abzusetzen. Was man anfängt, bringt man auch zu Ende. Erneut wurde die Frage nach dem Preis für ein solches Zu-Ende-Bringen ausgeblendet. Wenn man den Weg geht, gibt es kein Zurück.

Kein Umkehren. Man kommt auf die Art zur leichtesten aller Schlussfolgerungen: Wir haben schließlich alles getan.

Nein, es wurde aber nicht alles getan. Die Möglichkeit des Umkehrens, des Abbrechens einer Therapie wurde nicht in Betracht gezogen. Wir balancieren mit unseren Kleinsten immer über einen Grat und müssen stets die verschiedenen Möglichkeiten der Behandlung im Auge behalten.

Was kann der Gesetzgeber tun? Er kann, muss einen Rahmen vorgeben. Er muss aber vor allem Vertrauen in die individuelle Leistung der Ärzte setzen. Er muss auch dem Patienten oder – in unserem Falle – dessen Eltern Entscheidungsfreiheit bieten. Sie sollen entscheiden. Mitentscheiden.

Hier finden wir Parallelen zwischen der Neonatologie und der Sterbehilfe und zu Debatten über Schwangerschaftsabbrüche, welche in zahlreichen Ländern – allen voran im konservativ-klerikalen Italien – neuerdings wieder entfachen.

In vielen Ländern mit populistischen Regierungen breitet sich erneut die Meinung aus, Abtreibung sei per se etwas Böses, etwas, das grundsätzlich verboten gehört. Das Recht abzutreiben liege nicht bei der Frau. Ein Recht, das sich die Frauen über viele Jahrzehnte hart erkämpft haben.

Das Thema ist erneut sehr emotional aufgeladen. Populismus basiert genau darauf: auf Emotion, auf Schuldzuweisung. Ich war bei Gesprächen im Rahmen einer geplanten Abtreibung oftmals in beratender Funktion anwesend, und ich weiß, es gibt Situationen, in denen Frauen ein Kind austragen sollen, die sich der Großteil unserer Gesellschaft nicht einmal annähernd vorstellen kann. Die Belastungen für diese Frauen sind unbeschreiblich groß.

Ein Kind bringt man nicht einfach mal so auf die Welt. Mutter wird man nicht einfach mal so. Ich bin absolut dafür, dass allein die Frau über eine Abtreibung entscheiden soll, weil nur sie selbst ihre Situation beurteilen kann. Kein Arzt, kein Politiker, kein Mann, keine andere Frau. Nur sie selbst.

Was ist Leben?

Ab wann beginnt das Leben?

Was soll leben? Was darf leben?

Würden wir die konservative, populistische, klerikale Position in diesem Falle auf die Spitze treiben, wo würde das hinführen? Man könnte sagen, das Leben beginnt mit der Befruchtung der Eizelle. Jede Form von Schwangerschaftsverhütung verhindert potenzielles Leben. Ergo: Der Verzicht auf möglichst zahlreiche Schwangerschaften einer jeden Frau verhindert ebenso potenzielles Leben.

Übertrieben?

Zu meinen Kinderzeiten in Villnöß kam der Pfarrer, wenn nicht alle zwei Jahre ein Kind geboren wurde, zu den Familien nach Hause, fragte, was denn los sei.

Ich frage: Wollen wir da wieder landen? Im Mittelalter? Sind wir auf dem Weg dahin zurück?

Leben beginnt für mich da, wo Überlebensfähigkeit möglich ist.

Ich habe in meiner Karriere keine einzige Frau erlebt, die aus Leichtsinn, unüberlegt, aus Jux und Tollerei ein Kind abgetrieben hat. Keine einzige.

Die Grenze für Schwangerschaftsabbrüche auf die 12. Schwangerschaftswoche zu setzen empfinde ich als sinnvollen Kompromiss. Bis dahin spreche ich von einem Embryo, der sich entwickelt. Ab der 12. Woche sprechen wir von einem Fötus, der nun wächst und heranreift, aber noch lange nicht lebensfähig ist. Die Grenze der 12. Woche macht deshalb Sinn, und ich akzeptiere sie als gesetzliche Norm.

Lieber wäre mir aber der Blick auf die individuelle Situation, das einzelne Schicksal.

Wir leben heute in einer Gesellschaft, die sich an Dogmen festhält und nach diesen auch urteilt, es aber verlernt hat, in Einzelschicksale hineinzuhorchen. Die Auseinandersetzung mit diesen, das Verständnis dafür, die Fähigkeit des stillen Beobachtens müssen wir uns unbedingt wieder aneignen.

Das gilt zu Fragen des Schwangerschaftsabbruchs am Anfang eines möglichen Lebens ebenso wie bei Fragen zur Palliativmedizin am Ende eines Lebenszyklus.

In der Neonatologie will ich jedem Kind die Chance einer individuellen Prognose bieten. Diese Prognose kann sich von Tag zu Tag verändern. Ich bin dafür, ein Kind aktiv zu behandeln, aber ich bin auch dafür, Unterstützung zurückzufahren, wenn ich beobachte, dass das Kind nicht die Brücke zum Leben nimmt. Ich will jedes Kind frei und würdevoll sterben lassen, wenn es keine qualitative Überlebenschance mehr gibt.

Bei der vorher erwähnten *prognostisch-individuellen Strategie* kann ich mich als Arzt nicht auf Handbücher verlassen. Bei Kindern an der Grenze der Lebensfähigkeit suchen wir Neonatologen sehr früh das Gespräch mit den Eltern, wenn möglich bereits vor der Geburt.

Wir sagen den Eltern, dass wir zu diesem frühen Zeitpunkt im Mutterbauch nicht absehen können, wie sich ihr Kind während und nach der Geburt verhalten wird. Wir erklären ihnen, welche medizinischen Möglichkeiten wir ihm bieten können, welchen Weg das Kind daraufhin im Idealfall geht und was passiert, wenn es ihn nicht geht. Wir erklären ihnen auch, welche Möglichkeiten es für uns als Ärzte gibt, sollten schwere Komplikationen auftreten, die bei einer solch frühen Geburt möglich sein können.

Es gibt nur wenige Eltern, die sagen: Ich will, dass Sie alles Menschenmögliche unternehmen, und zwar so lange, bis Sie sicher sind, dass das Kind nicht überleben kann.

Es gibt ebenso wenige Eltern, die sagen: Wir wollen auf keinen Fall, dass intensiv eingegriffen wird. Wir wollen auf keinen Fall ein behindertes Kind.

Die allermeisten Eltern gehen unseren Weg mit, sie entscheiden sich, mit uns Tag für Tag abzuwarten, das Verhalten des Kindes immer wieder aufs Neue einzuordnen. Die Voraussetzungen dazu sind ein offenes, kontinuierliches Gespräch und die Garantie, dass die Eltern an jedem Entscheidungsprozess beteiligt sind. Die Kommunikation im Team, das gemeinsame Vorgehen ist für die Begleitung der Eltern von enormer Wichtigkeit.

Mit den Eltern im Rahmen einer Entscheidungsfindung zu reden verfolgt natürlich auch das Ziel, von ihnen eine klare Entscheidung zu bekommen. Es gibt allerdings Fälle, da sind Vater und Mutter unterschiedlicher Meinung. Dann müssen wir so lange diskutieren, bis wir eine Einigung finden. Diese Diskussionen sind immer sehr schwierig. Manchmal reagiert die Mutter emotional, der Vater rational – oder umgekehrt. Das hängt natürlich auch von der Beziehung der beiden ab.

Diese Situationen sind ein absoluter Stresstest für jede Partnerschaft. Plötzlich stehen Fragen im Raum, die eigentlich nicht beantwortet werden können – und werden dennoch ausgesprochen: Wer von uns beiden liebt das Kind mehr? Was heißt es eigentlich, das Kind mehr oder weniger zu lieben? Was ist unsere Beziehung wert? Gibt es noch Liebe zwischen uns?

Die Reaktionen sind sehr unterschiedlich. Nie voraussehbar.

Bei genetischen Problematiken, bei denen das Kind keine Überlebenschance hat, bleiben uns zwei Möglichkeiten: Man kann die Schwangerschaft in der 23. Woche abbrechen oder die Mutter kann das Kind austragen, wir entbinden sie und begleiten das Kind im Sterben.

Eltern entscheiden gemeinsam mit uns Ärzten auch in diesen Fällen ganz unterschiedlich. Ich habe den Eindruck, dass sich in den vergangenen Jahren immer mehr Eltern für das Austragen des Kindes entscheiden. Warum? Ich weiß es nicht. Womöglich ist es viel schwieriger, sich aktiv für eine Abtreibung zu entscheiden, als alles seinen Lauf nehmen zu lassen. Vielleicht ist das auch gut so. Vielleicht.

Wichtig ist es für uns Ärzte in jedem Fall, den Eltern zu vermitteln, dass sie unsere Unterstützung haben. Wie immer sie entscheiden, sie trifft keine Schuld.

Schuldgefühle werden sie dennoch haben. Wahrscheinlich ist das ganz normal.

~

Wo ist der Schlauch mit der Magensonde? Erschrocken schaue ich zu meiner Frau, dann wieder auf Ilay, auf sein Gesicht. Der Schlauch ist weg. Wo ist er? Panisch blicke ich um mich. Die Schwester kommt zu uns. Sie lächelt, legt mir beruhigend die Hand auf die Schulter. Der Schlauch mit Sonde, der Ilay über die Speiseröhre mit Nahrung versorgt? Sie klärt uns auf: Den hat sich der kleine Racker heute Nacht weggerissen, einfach rausgezogen. Die Schwestern sind sofort zu ihm hin, haben ihn beobachtet, haben versucht, ihn mit dem Fläschchen zu versorgen. Und es hat tatsächlich geklappt. Er saugt. Sie beobachteten ihn weiter und beschlossen schließlich, den Schlauch wegzulassen.

Ich spüre Stolz in mir. Mein Sohn! Reißt einfach den Schlauch raus! Atmet selbstständig. Ilay, der Starke. Dir wird die Welt gehören. Ich schwebe.

~

HIMALAJA

Mein Bruder Reinhold und ich hatten uns im Laufe der Jahre etwas aus den Augen verloren. Wir trafen uns zwar zu den Familienfeiern, da erzählte jeder ein wenig von seinem Leben – mehr aber auch nicht. Die Distanz war spürbar. Zurückhaltung von Reinholds Seite, aber auch von uns anderen Brüdern ihm gegenüber. Die Herzlichkeit, die immer da gewesen war, als wir noch große und kleine Brüder waren, war verschwunden. Wir waren nicht mehr große und kleine Brüder. Wir waren nun alle groß. Und Günther war nicht mehr unter uns. Günthers Tod stand immer mit im Raum. Bei allen Familientreffen. Und immer auch die unterschwellige Frage: Was war da geschehen am Nanga Parbat?

Am Ende meines Studiums trafen Reinhold und ich uns ab und an wieder. Wir trieben zusammen Sport. Er freute sich, dass ich das Medizinstudium abgeschlossen hatte. Zu meinem Doktortitel schenkte er mir die Uhr, die er bei seiner Erstbesteigung des Mount Everest ohne Sauerstoff im Jahr 1978 getragen hatte.

Wir hörten uns nun öfter, trafen uns häufiger, und er lud mich zu einer Expedition ein, zu seinem letzten Achttausender, dem Lhotse, 8 516 Meter hoch.

Im Herbst 1986 traf ich im Basislager des Mount Everest ein, das auch als Basislager des benachbarten Lhotse diente. Reinhold war noch nicht da. Er war gemeinsam mit Hans Kammerlander und Friedl Mutschlechner noch am Makalu, einem 8 485 Meter hohen Riesen, seinem vorletzten Achttausender.

Ich sollte mit Freunden und einigen Trägern das Lhotse-Basislager vorbereiten, damit er noch vor dem Wintereinbruch, gleich nach der Besteigung des Makalu, seinen letzten der 14 höchsten Berge der Welt in Angriff nehmen konnte.

Schon während des Anflugs auf Kathmandu sah ich zum ersten Mal in meinem Leben diese riesige Bergkette, das Himalaja-Gebirge. Erst da wurden mir die Größe und das Ausmaß dieser Berge bewusst.

Das waren ganz andere Dimensionen, als ich sie von den Alpen kannte.

Ich versuchte sofort zu verstehen: Wo steht der Mount Everest? Wo der Lhotse? Wo der Makalu? Wo der Cho Oyu?

Wir fuhren von Kathmandu einen Tag lang mit dem Bus nach Jiri, dann ging es zu Fuß Richtung Lukla und Everest-Basislager. Wir rechneten für die Strecke mit 14 Tagen, trugen alles Gepäck selbst. Wir liefen durch tropische Täler, aßen süße Bananen, dann gingen wir durch Mittelgebirgsregionen, Wald, Hochweiden, ein kontinuierliches Auf und Ab mit vielen Höhenmetern. Uns begegneten sehr arme Bauern, die zum Teil in überaus armseligen Behausungen lebten. Die Kinder liefen halb nackt umher. Viele von ihnen waren krank. Wo es nur ging, versuchte ich, die Kinder medizinisch zu versorgen. Anfangs sahen wir nur wenig von den Bergen, sie waren noch sehr weit weg.

Langsam machten wir uns auf den Weg in das Kathmandu-Tal, stiegen in Seitentälern hinab und auf der anderen Seite wieder hoch, überquerten reißende Bergflüsse, teilweise mussten wir durch das Wasser waten oder über ausgesetzte Hängebrücken balancieren. Nach einer Woche ließen wir Lukla, heute der Ausgangspunkt für viele Trekking-Expeditionen, hinter uns zurück. Plötzlich tat sich die Sicht auf den Mount Everest

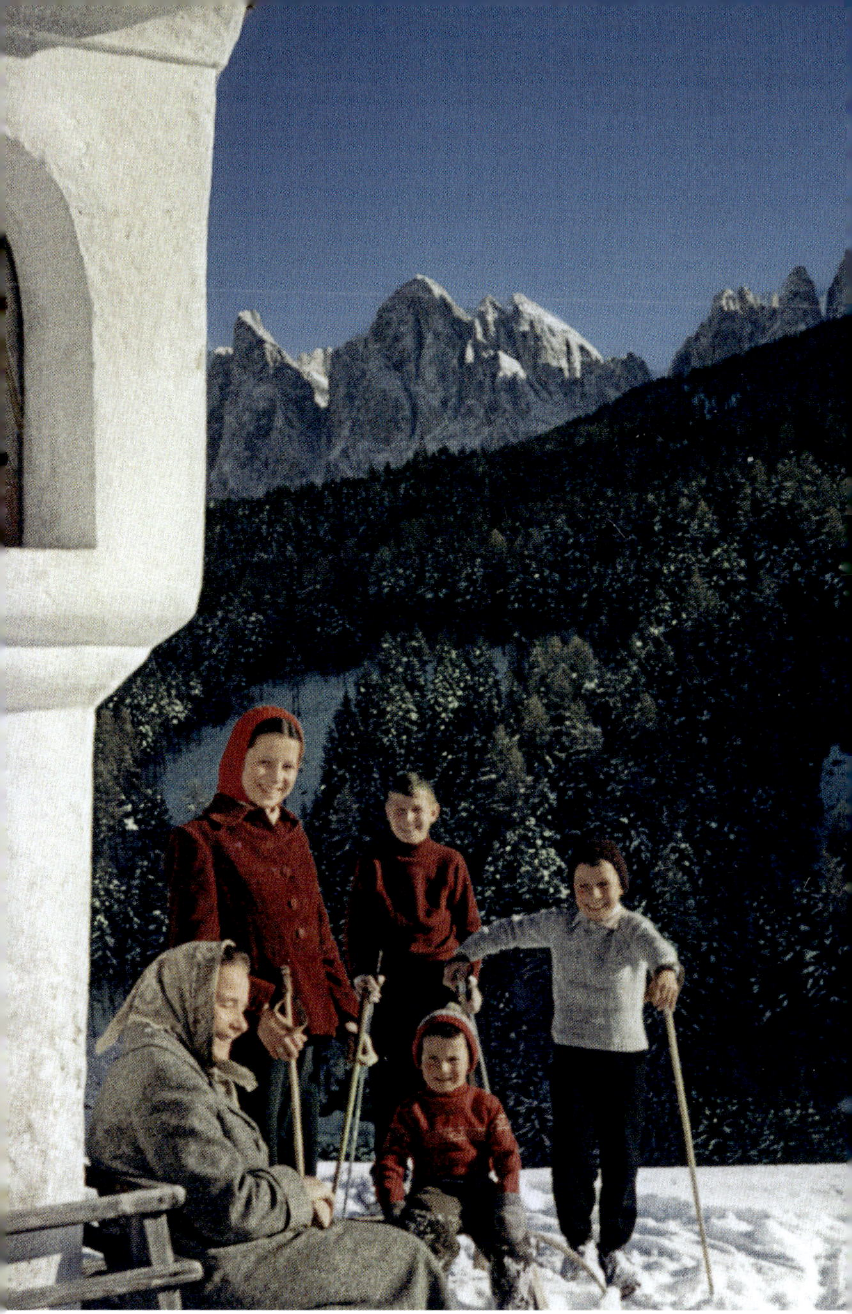

1961: Meine Geschwister und ich (ganz rechts) beim Skifahren in St. Peter, meinem Heimatdorf im Villnößtal. Meine Mutter schaut zu.

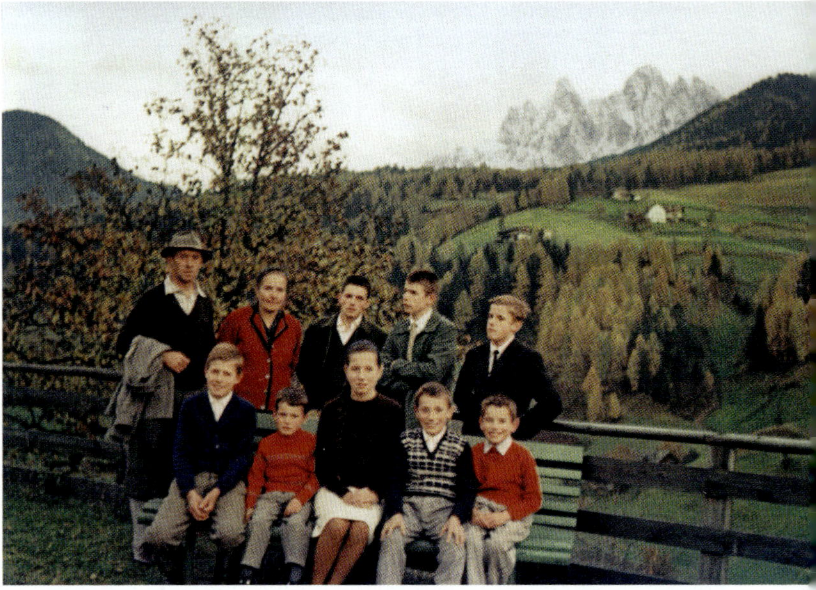

Familienfoto 1963:
(hinten v.l.n.r.) Meine Eltern Josef und Maria, Günther, Reinhold, Erich,
(vorne v.l.n.r.) Siegfried, Werner, Waltraud, ich und Hansjörg.
Helmut, mein ältester Bruder, ist nicht dabei.

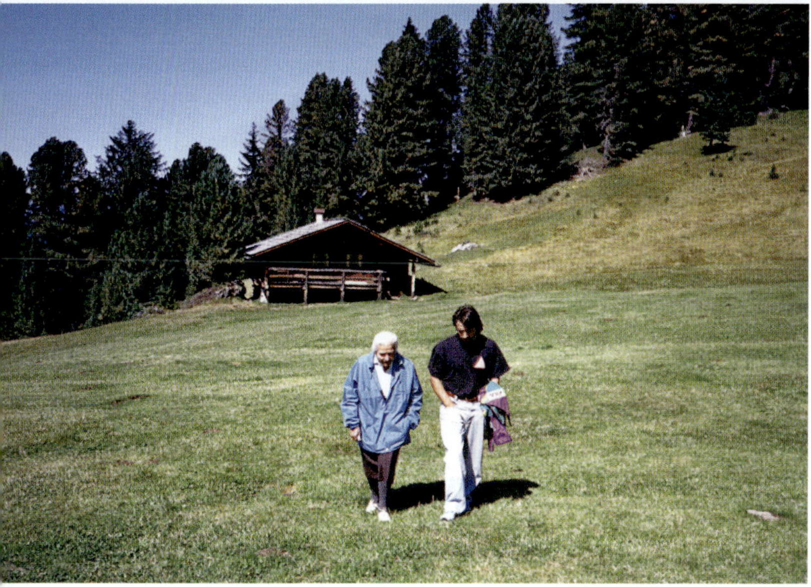

1990er-Jahre: Mit meiner Mutter Maria an unserem Lieblingsplatz auf der Gschnagenhardt Alm in Villnöß

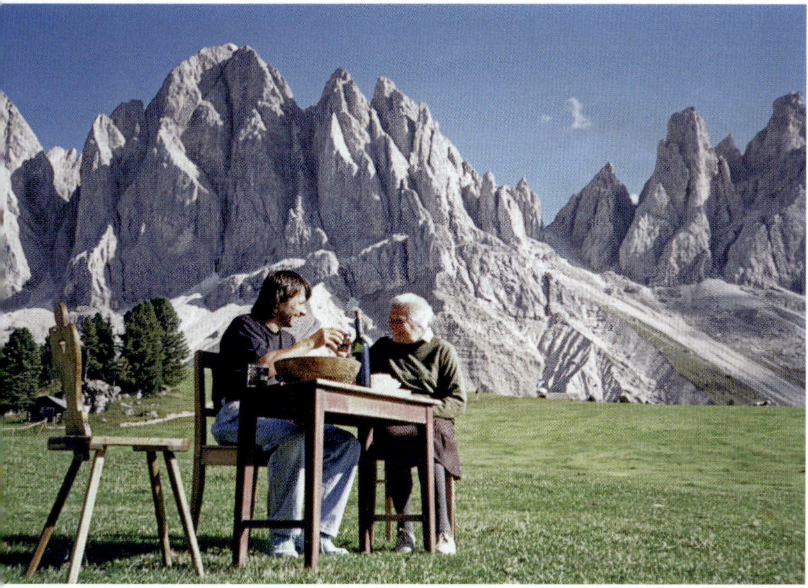

Vor den Geislerspitzen: Auf der Gschnagenhardt Alm haben wir als Kinder den Sommer verbracht.

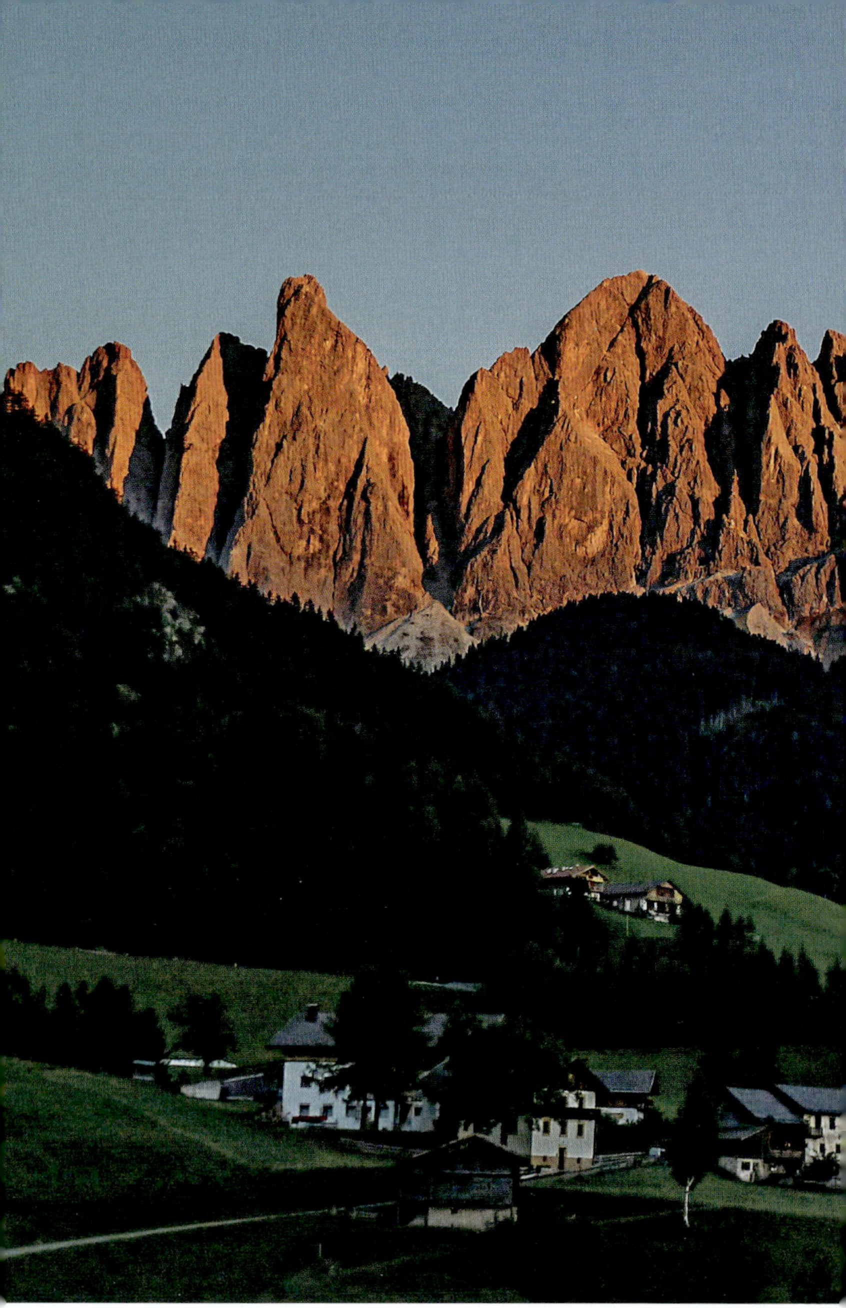

Das kleine Dorf St. Magdalena vor den Geislerspitzen in der Abendsonne

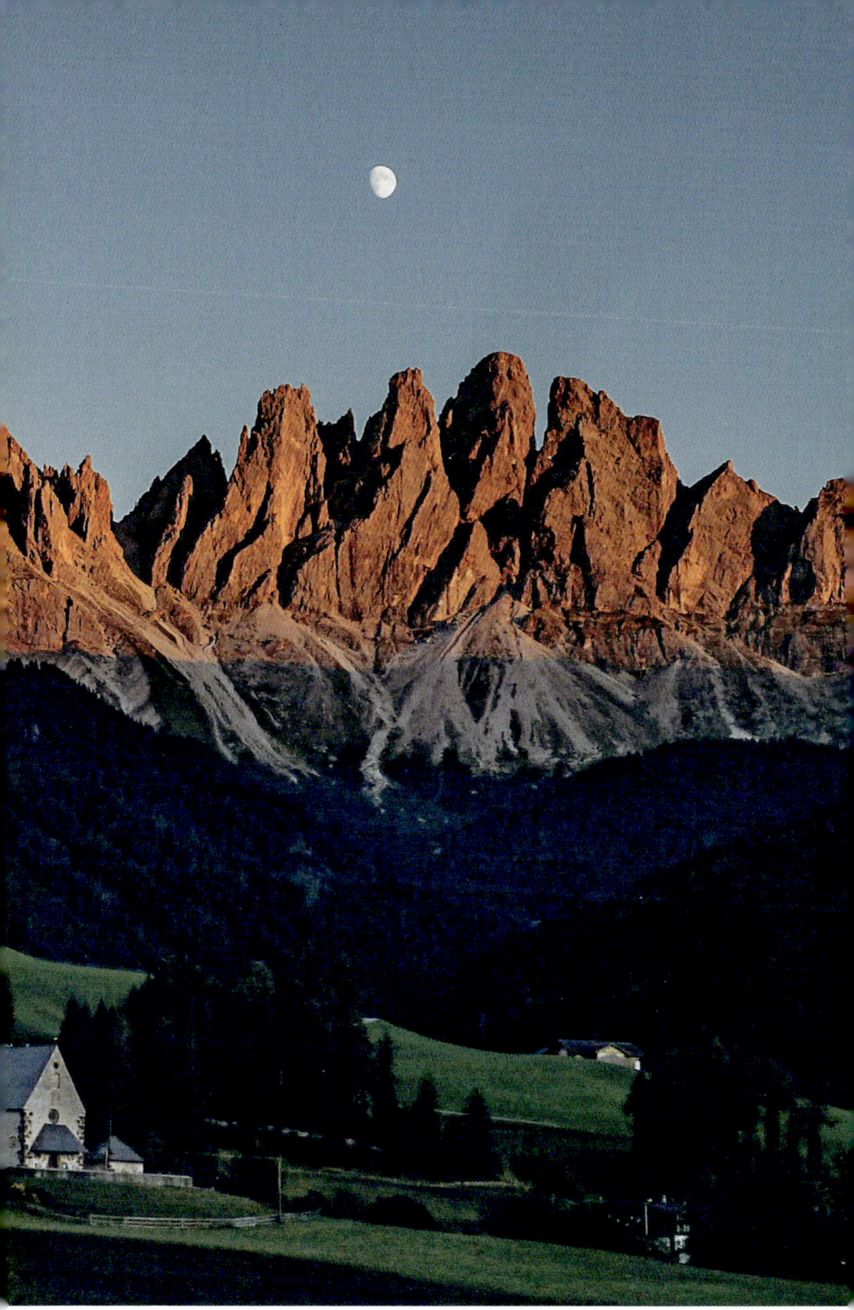

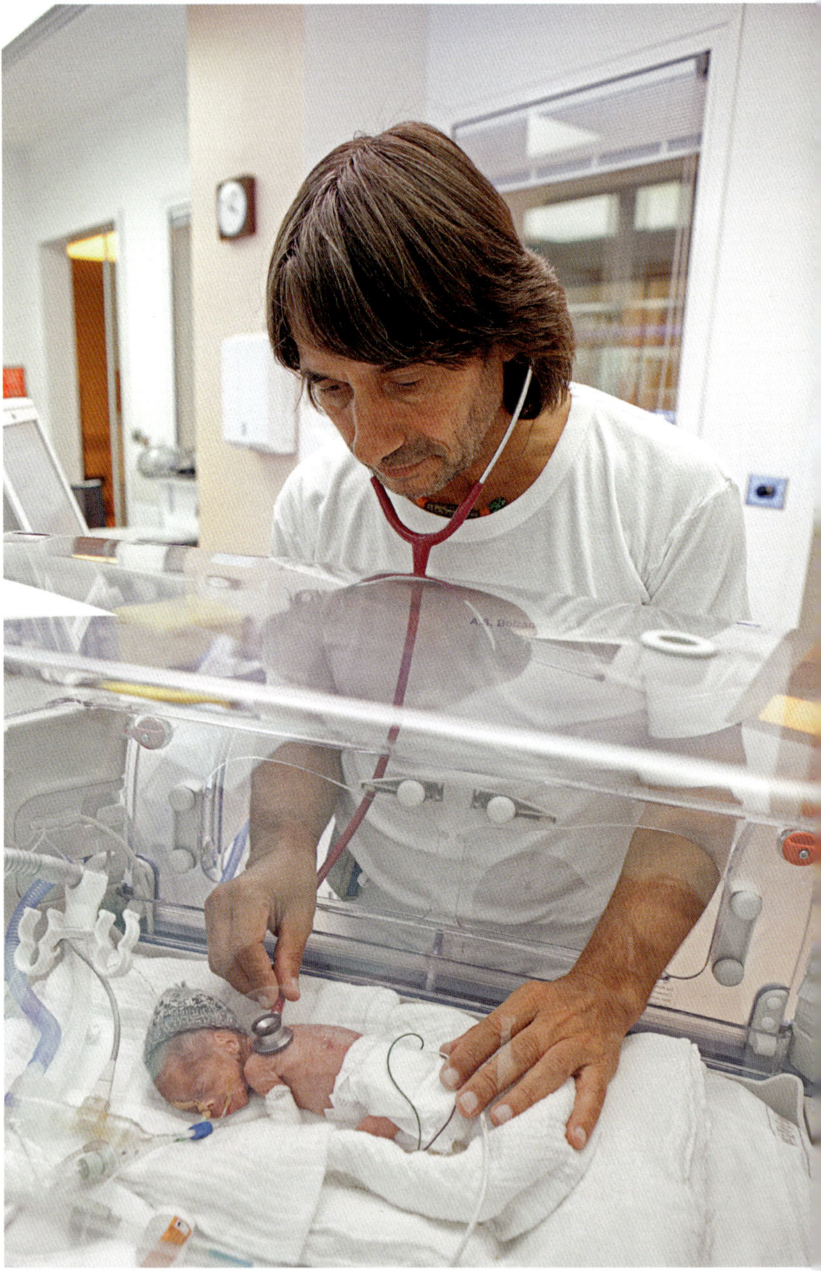

Bei der Untersuchung eines Frühchens auf der Bozner Neugeborenen-Intensivstation:
Vertrauen in die Kleinen ist das Wichtigste.

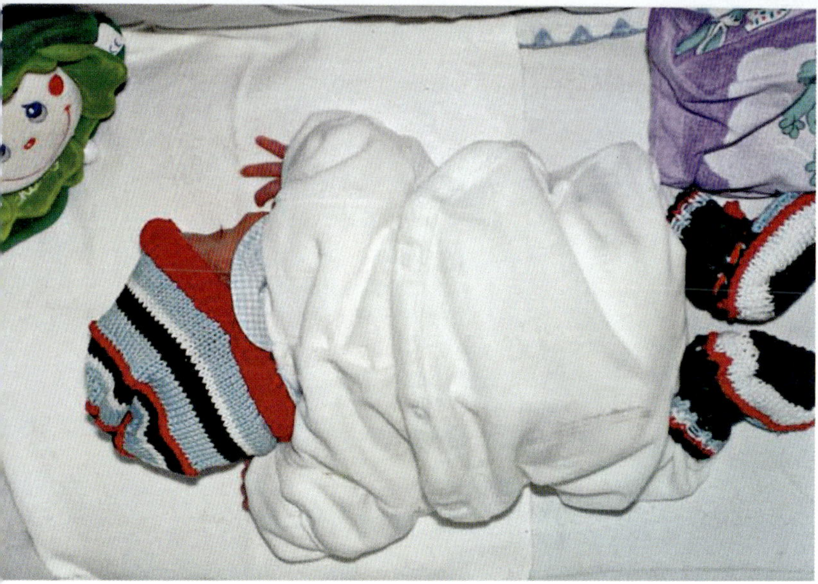

Geschafft: Nach 65 Tagen darf mein Sohn Alex nach Hause.

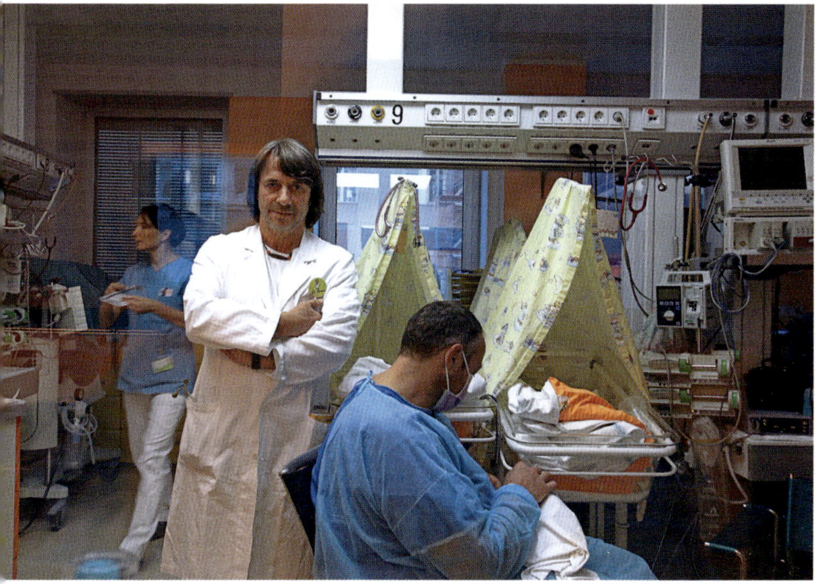

Stolz und zufrieden: Als Arzt auf der Bozner Neugeborenen-Intensivstation

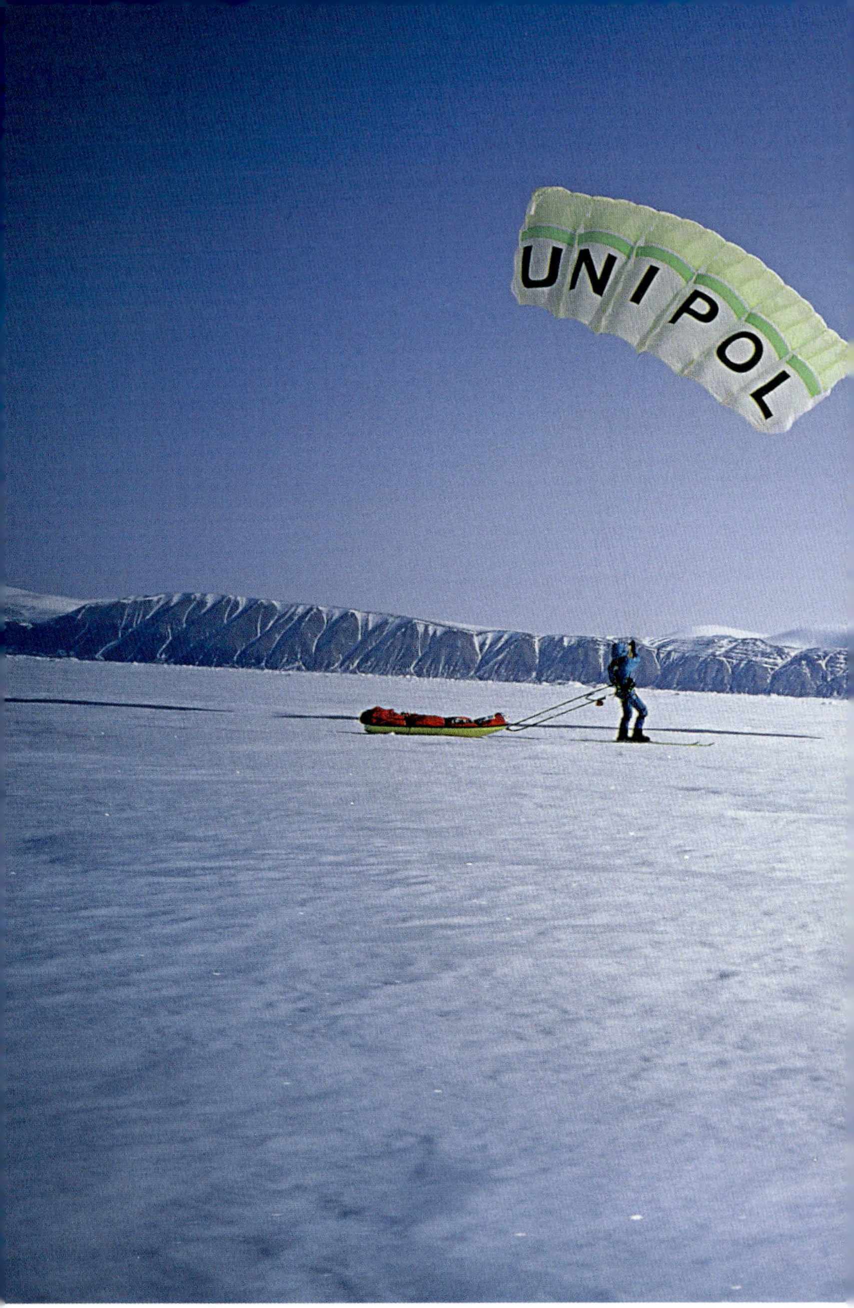

Nach erfolgreicher Grönlanddurchquerung: Reinhold und ich mit unseren Segeln

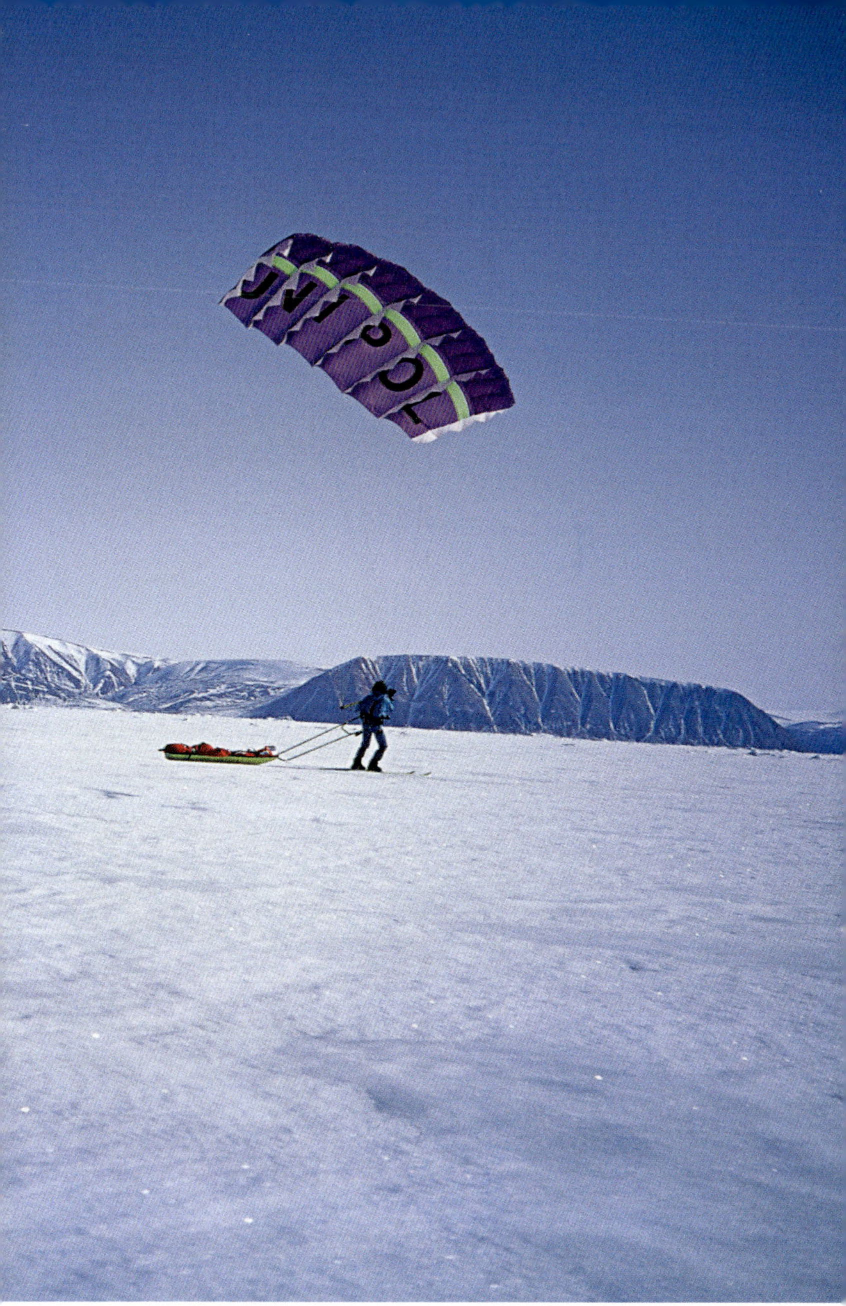

auf dem zugefrorenen Meer vor Thule, der nördlichsten Siedlung der Welt

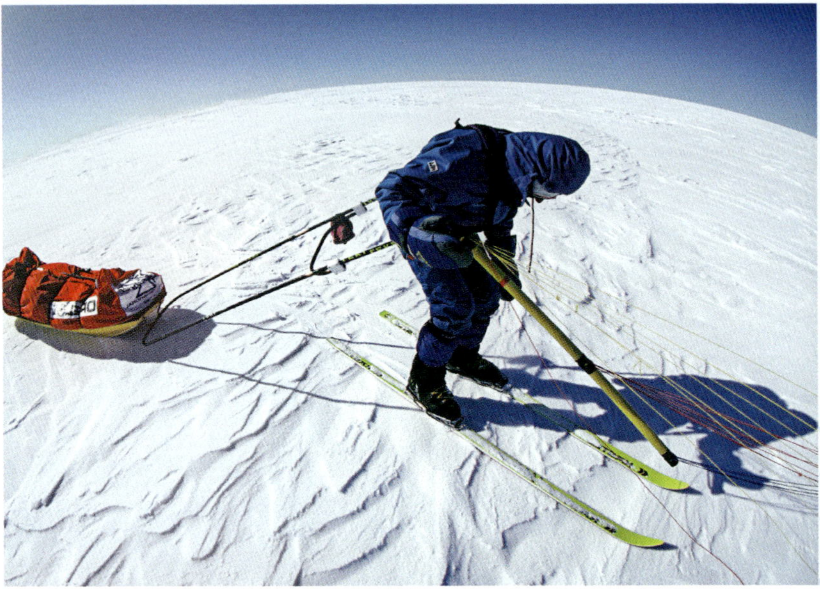

Die Erde ist tatsächlich rund: Auf dem Inlandeis in Grönland beim Einholen meines Segels

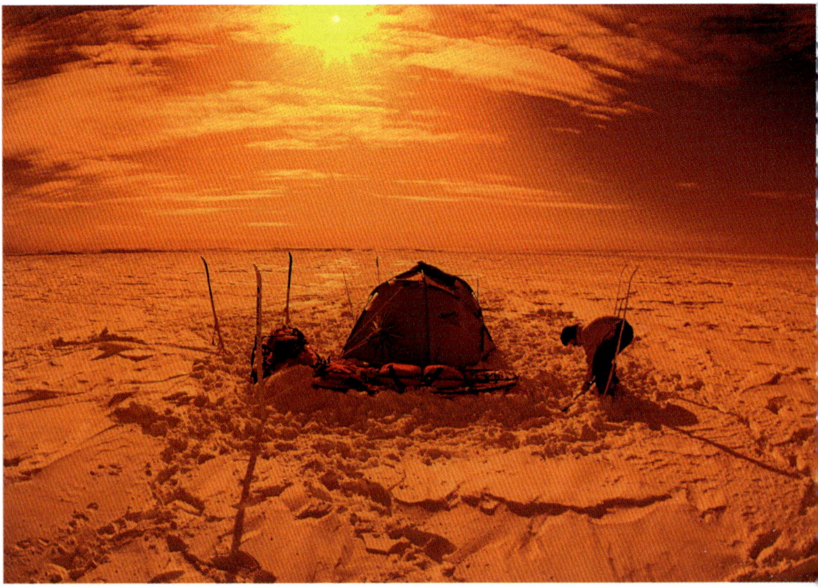

Mit unseren Schlitten schützen wir das Zelt vor dem eisigen grönländischen Wind – die Sonne Tag und Nacht am Horizont.

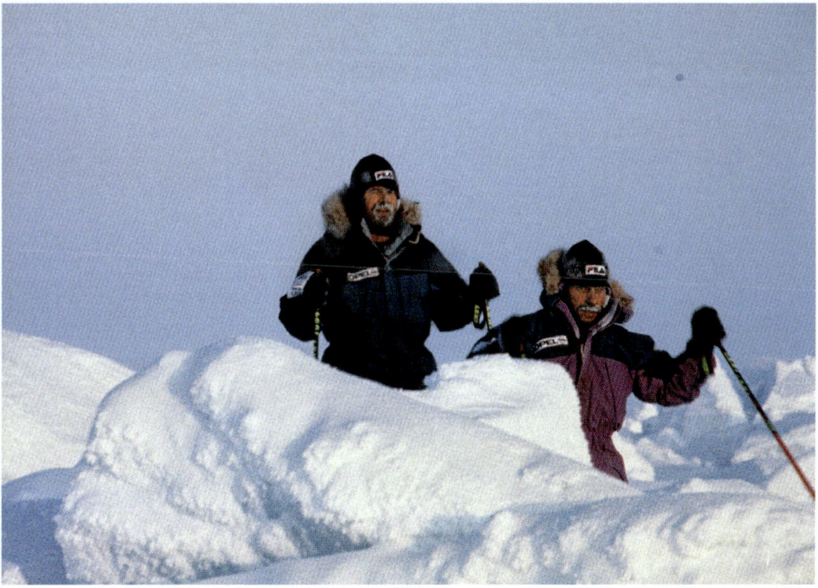

Nordpol-Expedition: Reinhold und ich bahnen uns einen Weg durch die aufgeschichteten Eismassen.

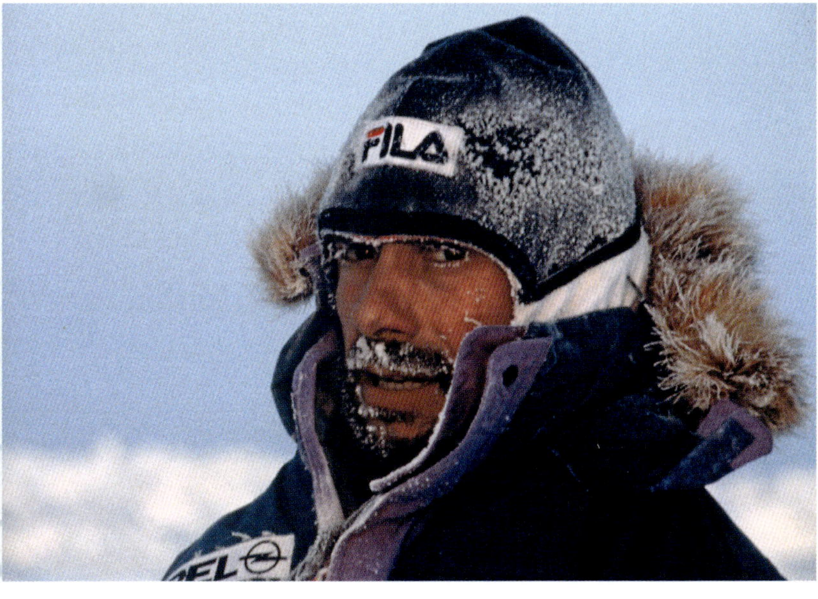

Unterwegs zum Pol: Angst und Schrecken sind mir ins Gesicht geschrieben. Am Tag zuvor fiel ich bei Minusgraden von 50 Grad Celsius ins Wasser.

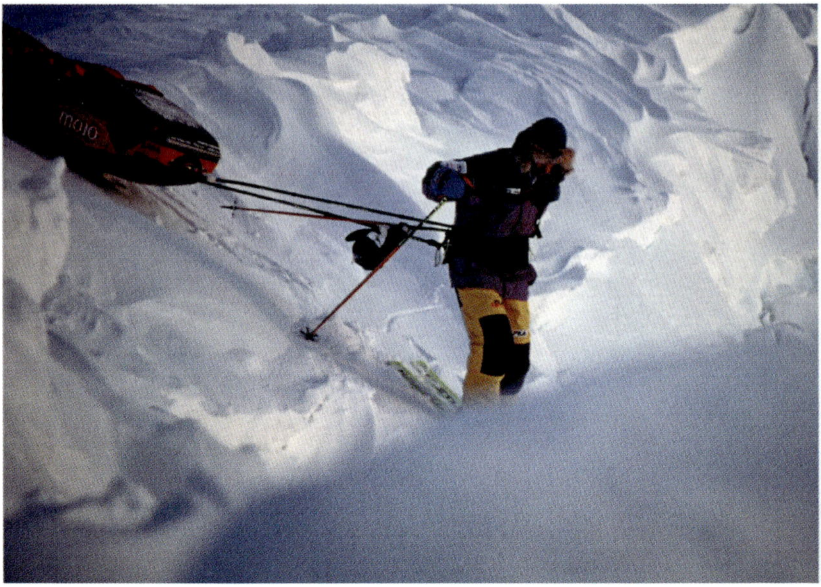

Allein und verloren im Packeis am Nordpol

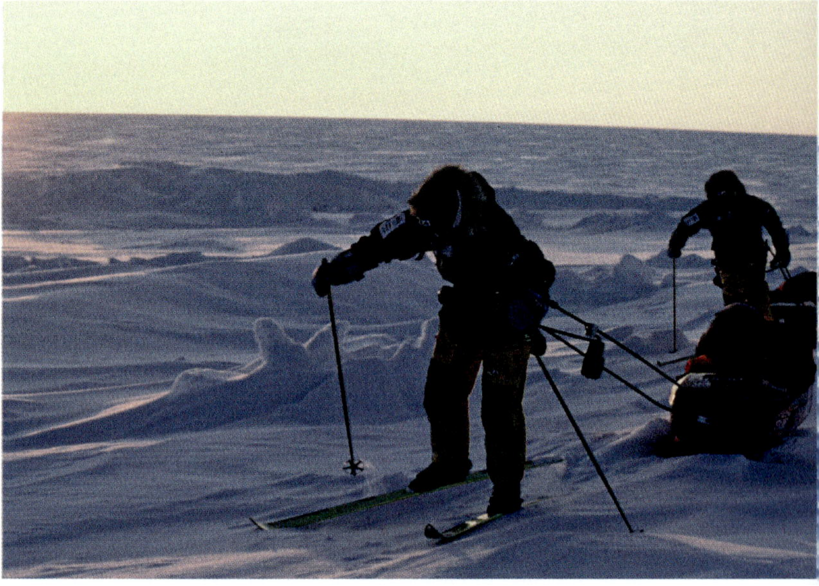

Das Ziehen unserer 130 Kilogramm schweren Schlitten zehrt an unseren Kräften.

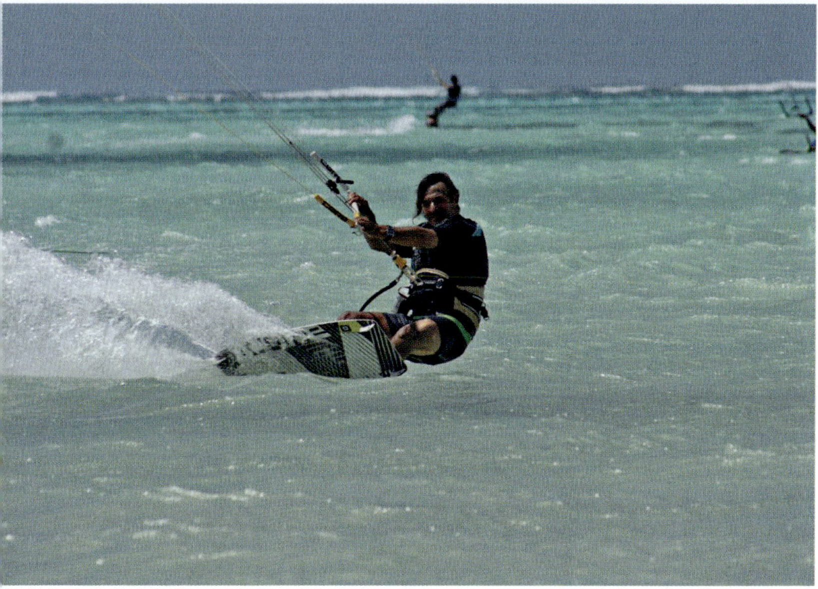

Beim Kiten auf Sansibar: Der blaue Horizont und das Meer
erinnern mich an das Segeln in Grönland.

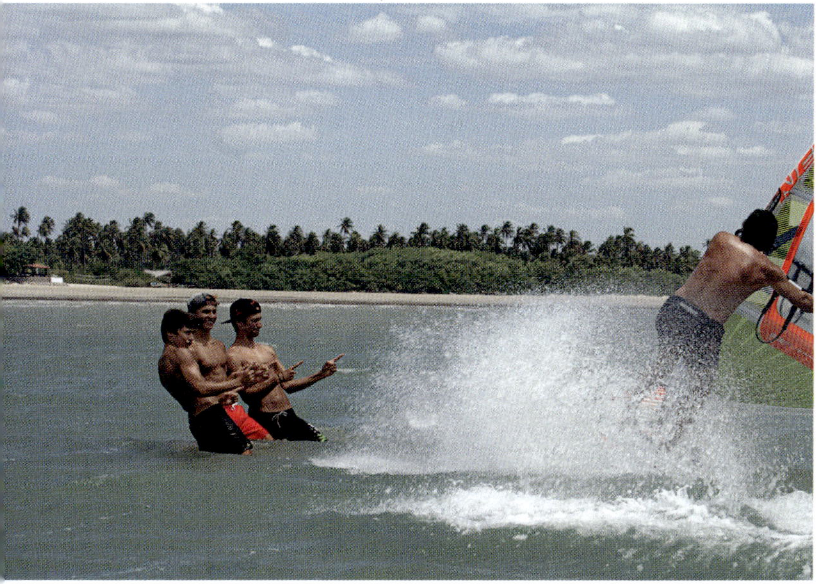

Brasilien: Das Surfen mit meinen Söhnen bedeutet für mich Freiheit,
Unbeschwertheit, Ausgelassenheit.

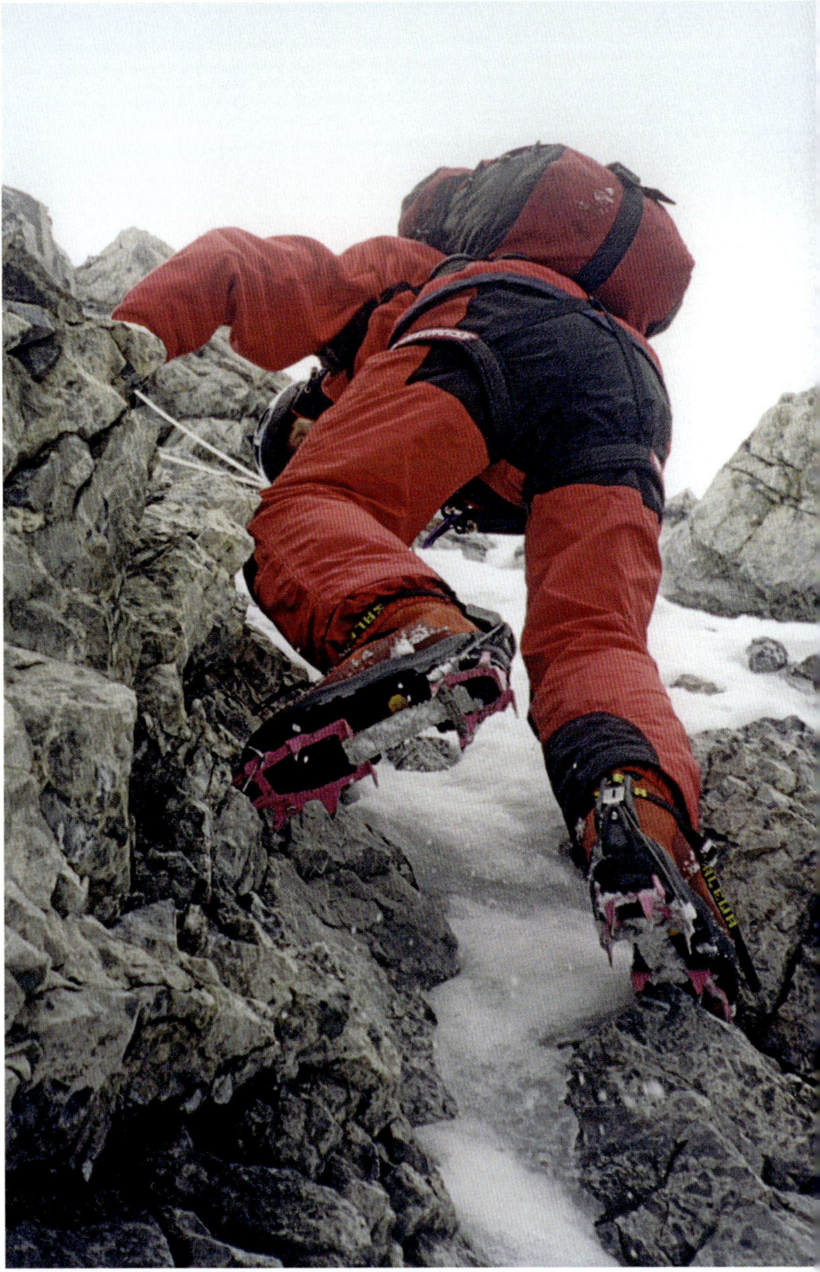

2004: In der Ortler Westwand auf den Spuren
des Erstbesteigers »Psaier Josele« vor 200 Jahren

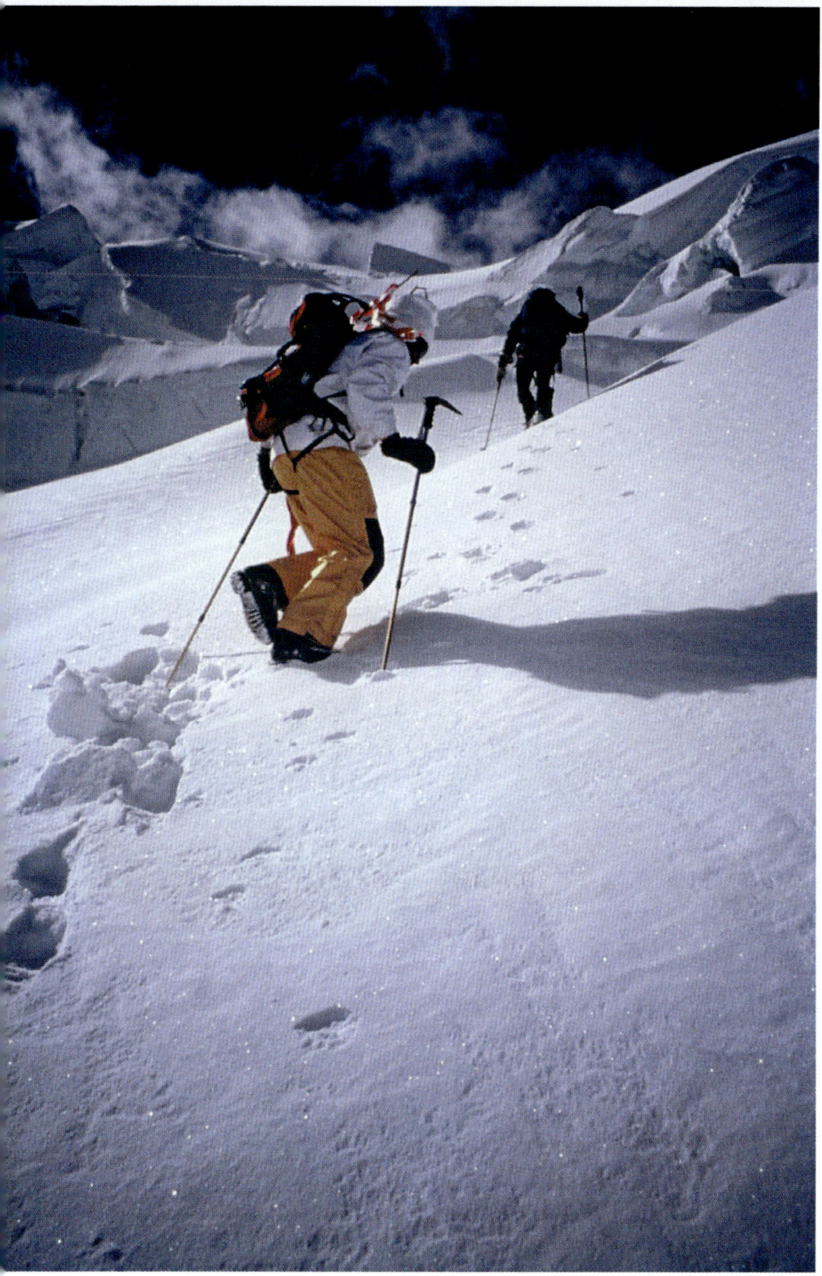

2000: Anstieg zur Nordflanke des Nanga Parbat,
um den steilen Eisbruch abzusichern

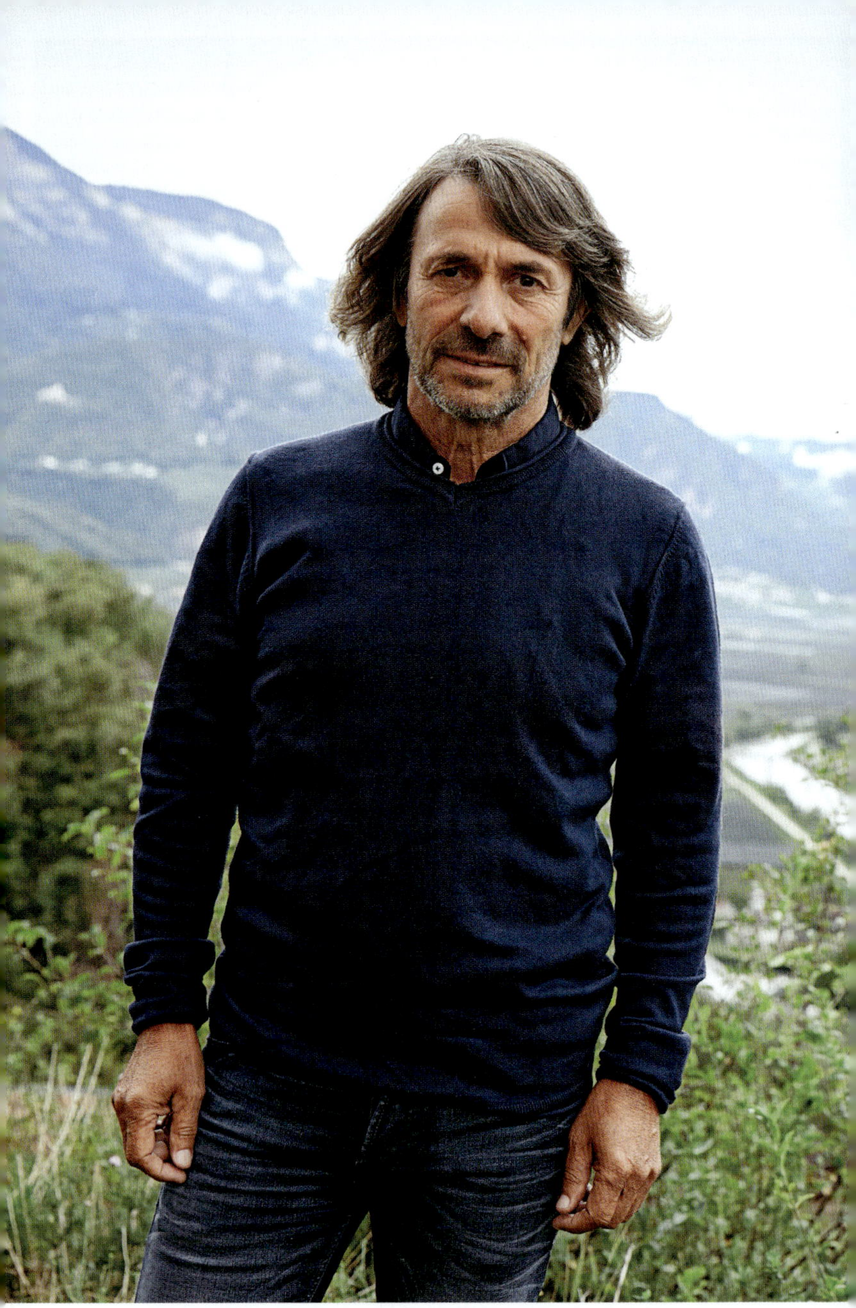

Auf Schloss Sigmundskron bei Bozen, Sommer 2019

und den Lhotse auf. Welche Wucht! Du gehst einmal um die Ecke – und plötzlich stehen diese riesigen, schneebedeckten, eisbedeckten Berge vor dir. Du siehst sie zwischen den Ästen grüner Bäume, du glaubst, sie mit der Hand berühren zu können, aber du weißt: Sie sind noch Tagesreisen entfernt.

Du bist selbst so klein dagegen. Die Berge machen aus der Ferne einen beinahe sanften Eindruck. Sie erscheinen überhaupt nicht gefährlich. Je mehr wir uns ihnen aber näherten, über Almen weiterwanderten, desto beeindruckender wuchsen sie vor uns in die Höhe.

Wir wanderten jeden Tag mindestens acht Stunden, kamen an verschiedenen Klöstern vorbei. Am Kloster Tengboche auf 3 860 Meter machten wir nach einem anstrengenden Aufstieg Rast. Wir schlugen direkt vor den Toren des Klosters unsere Zelte auf.

Die Mönche erfuhren, dass ich Arzt bin, und baten mich, den Vorsteher des Klosters zu untersuchen. Er hatte Probleme mit den Augen, die durch eine Entzündung eitrig-verklebt waren. Ich behandelte ihn mit einer antibiotischen Augensalbe, die Entzündung besserte sich sichtbar bis zum nächsten Morgen.

Die Mönche und auch die Dorfbewohner, denen wir unterwegs begegnet waren, verfügten über keinerlei medizinische Versorgung. Wurden sie krank, waren sie der Krankheit auf Gedeih und Verderb ausgeliefert. Sie waren dankbar für jegliche Hilfe.

Ich sah, wie schnell ein wenig einfache Medizin Menschen helfen kann. An diesen langen, beschwerlichen Wandertagen dachte ich oft darüber nach, wie selbstverständlich wir in Europa medizinische Versorgung in Anspruch nehmen. Wie selbstverständlich wir Medizin einnehmen und davon ausgehen, immer problemlos wieder gesund zu werden. Wie gering doch unser Respekt gegenüber dem Kranksein und dem Heilungsprozess ist.

Ich dachte in diesen Tagen des Wanderns auch viel über meine Familie nach. Viel über meine Eltern.

Mein Vater war 1985, ein Jahr vor dieser meiner ersten Himalaja-Expedition gestorben. Es war alles sehr schnell gegangen. Zu Weihachten hatte er mich beiseitegenommen. Er sagte mir, er habe gesundheitliche Probleme. Er hatte Blut im Harn, wollte aber nicht mit dem Gemeindearzt darüber sprechen. Auch nicht mit unserer Mutter. Am Weihnachtsabend hustete er mehrmals, ich sah Blut auf seinem Taschentuch.

Gleich am nächsten Tag begleitete ich ihn ins Krankenhaus nach Bozen. Er hatte einen Tumor in der Blase. Metastasen in der Lunge. Die Behandlung war nur noch sehr beschränkt möglich. Er wurde bestrahlt, und ich wusste, dass ihm nicht mehr viel Zeit bleiben würde. Meine Brüder und meine Mutter nahmen das nicht so wahr. Mein Vater verstarb wenige Wochen später eines Nachts im Krankenhaus. Die Lunge hatte versagt. Wir hatten nicht die Möglichkeit, uns voneinander zu verabschieden. Das ist schade, und ich bedauere es wirklich, denn wir hatten uns menschlich in seinen letzten Lebensjahren sehr angenähert.

Ich dachte auch an meinen Bruder Siegfried, der 1985, einige Monate nach Vaters Tod, in den Dolomiten abgestürzt war. In der letzten Seillänge an den Vajolet-Türmen. Ein Blitz hatte in die Wand eingeschlagen. Er fiel 20 Meter in die Tiefe und schlug am Felsgrund auf. Er hatte sich viele Knochen gebrochen, auch das Becken. Zudem ein schweres Schädel-Hirn-Trauma.

Siegfried war Bergführer, er führte Reinholds Alpinschule in Südtirol, außerdem testete er neue Produkte am Berg.

Er machte meiner Ansicht nach zu viel, er gab immer hundert Prozent.

Ich hatte Siegfried oft gesagt: Mach langsam! Du kannst

nicht dein gesamtes Leben in zwei Jahren leben. Lass dir Zeit. Du hast doch Zeit. Ich hatte kein gutes Gefühl.

Als er ins Krankenhaus kam, war er noch bei Bewusstsein. Ich eilte sofort von meiner Station hoch zu ihm. Wir stabilisierten ihn und beschlossen, ihn nach Rücksprache in die Universitätsklinik nach Innsbruck zu bringen. Hubschrauberflüge waren damals noch nicht möglich und die Wetterbedingungen dafür auch gar nicht gegeben. So wurde mein Bruder mit dem Krankenwagen über den Brenner transportiert. In Innsbruck kam er auf die Intensivstation.

Die Ärzte sagten uns: Er wird sich nie wieder erholen, die schweren Hirnblutungen, das zertrümmerte Becken, was sollen wir machen? Was wollen Sie?

Sie fragten, ob sie die Organe entnehmen dürfen.

Siegfried war 35, er hatte eine Frau und zwei Kinder.

Seine Frau stimmte der Organspende zu.

Nach Siegfrieds Tod entflammte in Südtirol eine große Diskussion über die Notwendigkeit von Hubschraubern für die schnellere Rettung und medizinische Versorgung von Patienten, die in den Bergen oder auf den Straßen verunglückten und ein medizinischer Notfall waren. Die Landesregierung beschloss noch im selben Jahr, einen Hubschrauber anzukaufen.

Somit ist Siegfried zum Vater der Flugrettung in Südtirol geworden.

Noch im selben Jahr fing ich am Kalterer See an zu surfen. Siegfried hatte sich kurz vor seinem Tod vorgenommen, diesen Sport zu erlernen, er hatte sich wenige Tage vor seinem Absturz schon eine Surfausrüstung gekauft. Nimm du das, hatte seine Frau zu mir gesagt. Sie wusste, wie gerne ich Sport treibe, und Siegfried und ich waren ungefähr gleich groß. Sie sagte: Ich finde, zu dir passt das Surfen.

So wurde ich ein leidenschaftlicher Surfer – und bin es heute noch.

Meine Mutter hatte mir kurz vor der Reise in den Himalaja gesagt, es gehe ihr nicht so gut.

Ich fragte sie: Wieso, was fehlt dir denn?

Sie fühle es einfach, sagte sie, sie fühle, dass es nun bald Zeit sei, zu sterben. Das sei schon in Ordnung so, fügte sie noch hinzu.

Ich wiegelte ab. Ich sagte: Du stirbst jetzt noch nicht, Mama, warum solltest du?

Ich hatte zwar schon bemerkt, dass sie etwas schwächer atmete, dass sie Schwierigkeiten beim Treppensteigen hatte, aber ich dachte, das ist doch normal. Das ist das Alter. Ihre Herzfrequenz war unter 50 Schlägen pro Minute.

Ich nahm sie mit ins Krankenhaus. Noch in derselben Nacht verschlechterte sich ihr Zustand. Die Kardiologen beschlossen, ihr einen Herzschrittmacher zu legen. Danach ging es ihr besser, und ich reiste bedenkenlos in den Himalaja.

Die Berge kamen näher und näher, bald thronten sie über uns, die Wände vor uns wurden höher und höher, beeindruckender, geradezu gespenstisch. Wir ließen die letzten Spuren der Zivilisation hinter uns, stiegen durch Moränen und Gletscherspalten und erreichten das Basislager am Fuße des Everest. Der Lhotse war von da aus nicht mehr zu sehen. Er versteckte sich hinter seinem großen Bruder. Da standen nur ein paar Zelte, kein Vergleich zu dem großen Auflauf, den man heute am Lager antrifft. Es war eine Idylle.

Wir stellten unsere Zelte am Fuße eines riesigen Eisbruchs auf, der Berg dahinter wirkte absolut nicht mehr sanft. Mehr Fels als Eis. Schwarz. Gefährlich.

Wir errichteten das Lager auf 5 364 Meter Höhe und erholten uns im Schatten dieses Riesen. Warteten. Wir hatten keine Informationen, wussten nichts vom Geschehen am Makalu. Ich unternahm viele Ausflüge, ging mit anderen Bergsteigern in den Eisbruch über uns und lernte zu verstehen, wie gefährlich dieser war. Wie sehr der Berg lebte. Er brummte, krächzte, Tag und Nacht. Ständig gingen Lawinen ab. Steinschläge, Eisstürze. Alleine hätte ich mich nie weiter gewagt, allein wäre ich da nie wieder herausgekommen. Ich verstand, welche Wucht, welche Tiefe, welche Dimensionen diese Berge hatten.

Auch das Gefühl, keinen Kontakt zur Außenwelt zu haben, beeindruckte mich tief. Die Unsicherheit. Auch die Angst. Konnte Reinhold etwas passiert sein? Von Tag zu Tag stellte sich diese Frage dringlicher. Steckte mein Bruder in Schwierigkeiten? War er verunglückt? Zehn Tage nach dem vereinbarten Termin spürte ich, wie sich Hoffnungslosigkeit in mir breitmachte. Es machte keinen Sinn mehr zu warten. Irgendetwas musste passiert sein.

Nach zwei Wochen beschlossen wir, nach Kathmandu zurückzukehren. Nur zwei Sherpas und der Koch blieben zurück, sie wollten weiter warten. Auf dem Rückweg längs der rechten Seite des Flusses Richtung Phortse und Khumjung, es war nicht der übliche Aufstiegsweg zum Basislager, sahen wir in der Ferne vor dem Aufstieg nach Tengboche tief im Tal unten eine kleine Kolonne mit Yaks. Winzige Punkte. Nicht erreichbar. Wir dachten, hofften, das könnte vielleicht mein Bruder mit seinen Begleitern sein, aber wir hatten den größten Teil der Strecke bereits hinter uns und konnten nicht zurück ins Basislager, wir mussten nach Lukla, um von dort in die nepalesische Hauptstadt zu fliegen.

Das Flugfeld war überaus beeindruckend, die kurze Start-und-Lande-Bahn, die bergauf verlief. Ringsherum standen zerbeulte Flugzeuge.

Der Start verlief zum Glück problemlos.

In Kathmandu erreichte uns die Information, dass der Yak-Trupp tatsächlich der meines Bruders gewesen war. Ich war erleichtert. Er lebte also. Er hatte das Mount-Everest- und Lhotse-Basislager erreicht.

Wir konnten Kontakt aufnehmen. Reinhold sagte mir, alles sei gut, sie fühlten sich gut, es habe am Makalu Verzögerungen gegeben, das Wetter dort sei sehr schlecht gewesen. Bereits am kommenden Tag wollte er den Lhotse in Angriff nehmen, zu einem Hochlager steigen, dann den Gipfel erreichen. Es gelang. Reinhold hatte seinen letzten noch ausstehenden Achttausender bezwungen.

In Kathmandu wurde ein großes Fest veranstaltet. Die Organisatoren baten mich, unsere Mutter zu kontaktieren, man wollte sie dazu einladen. Unsere Mutter, 73 mittlerweile, fühlte sich nach der Implantation des Herzschrittmachers wieder gut. Sie war jedoch bis dahin noch nie in ein Flugzeug gestiegen. Trotzdem sagte sie sofort zu.

Ich holte Mutter am Flughafen ab. Sie war beeindruckt – von allem. Vom Fliegen. Von diesem fremden Land. Wir unternahmen einige Ausflüge zusammen. Es war schön, diese Zeit mit ihr erleben zu dürfen. Kathmandu war und ist eine chaotische Stadt. Doch damals noch fast ohne Touristen. Wir schauten uns alle Viertel an, Mutter sog begeistert alles in sich auf.

Sie sah die Armut, hätte am liebsten ihr ganzes Geld verteilt, jedes nackte Kind wollte sie mit nach Hause nehmen. Ich musste sie bremsen.

Das Fest war großartig. Wenige Tage darauf charterte Reinhold ein Propellerflugzeug, und wir flogen mit unserer Mutter über die Achttausender hinweg. Meine Mutter sprach nur wenig, ließ alles auf sich wirken. Sie schien sehr glücklich zu sein.

Ich begleitete sie zurück ins Villnößtal. Das Erlebnis war groß für sie gewesen. Sie war dankbar, dass sie all das erleben durfte. Und auch dankbar, die großen Berge gesehen zu haben, wo einer ihrer Söhne verunglückt war. Sie war aber auch aufgewühlt durch die große Armut, die ihr dort begegnet war.

Zehn Jahre später starb meine Mutter. Sie ging morgens zur Kirche, brach an den Treppen, die zum Kirchentor führten, zusammen. Andere Kirchgänger riefen den Hubschrauber des Brixner Krankenhauses. Als dieser schließlich eintraf, war Mutter an den Stufen der Kirche schon längere Zeit bewusstlos.

Man reanimierte sie, flog sie nach Brixen, brachte sie auf die Intensivstation. Ich fuhr von Bozen aus zu ihr.

Mir war sofort klar, dass sie durch den Sauerstoffmangel schwere Schäden davongetragen hatte und sich nicht mehr vollends erholen würde. Sie fiel ins Koma.

Nach und nach trafen meine Brüder und meine Schwester ebenfalls im Krankenhaus ein. Nach fünf Tagen beschlossen wir, unsere Mutter nach Bozen zu überstellen, damit wir bei ihr sein konnten.

Mutter war nicht ansprechbar. Sie musste über eine Sonde ernährt und stündlich abgesaugt werden. Dieses Bild passte so gar nicht zu ihr. Sie war immer eine lebensbejahende Frau gewesen. Stundenlang stand ich an ihrem Bett. Ich wusste, was meine Mutter wollte. *Das* hier wollte sie jedenfalls nicht.

Es gab damals, 1995, noch keine Patientenverfügung, wie sie heute üblich ist.

Mutters Zustand stabilisierte sich, es war nicht absehbar, wie lange sie weiter so im Koma vor sich hin vegetieren würde. Meine Brüder und unsere Schwester besuchten sie, wann immer sie konnten. Drei Monate später war ich für ein paar Tage in Leeds. Konferenzen. Da erreichte mich die Nachricht. Sie war gestorben.

Es war ein schönes Dorfbegräbnis. So viele Menschen waren gekommen, die unserer Mutter die letzte Ehre erweisen wollten. Sie hatte schon zehn Jahre vor ihrem Tod, vor der Himalaja-Reise, genau bestimmt, was nach ihrem Ableben passieren sollte. Sie hatte sogar im Gasthaus das Geld für den Totenschmaus bereits hinterlegt, hatte schriftlich festgelegt, wer mitessen durfte, wer nicht. Wir hatten uns in jenen Stunden und Tagen rund um den Tod unserer Mutter als Familie wiedergefunden. Ich denke, das ist das größte Geschenk, das wir ihr nach ihrem Tod machen konnten. Die Familie lebte weiter, rückte wieder enger zusammen. An ihrem Grab. Im Leben.

Ich dachte in der ersten Zeit nach ihrem Tod viel an die Tage vor ihrer Reise nach Nepal, an die Tage, als sie mir sagte, sie glaube, es wäre für sie an der Zeit zu sterben.

Ich habe von meiner Mutter so viel über das Leben und über das Sterben gelernt.

Ich fand es nicht gut, wie sie starb. Aber ich bin sehr froh, dass sie die Himalaja-Reise noch erleben durfte. Weil sie dort und auch die Jahre darauf so glücklich war.

Reinhold und ich trafen uns von da an immer öfter. Er fragte mich, ob ich mit ihm 1989 in den Himalaja zurückkehren wollte. Er wollte nicht mehr selbst auf die Achttausender, vielmehr als Leiter einer Expedition der weltbesten Kletterer, aus Polen, Frankreich, Südtirol, die Erstbesteigung der gefährlichen, noch nicht durchstiegenen Lhotse-Südwand wagen.

Diese 3 300 Meter hohe, steile Fels- und Eiswand galt als eine der größten Kletterherausforderungen im Himalaja überhaupt.

Ich sagte zu. Diesmal flogen wir von Kathmandu weiter nach Lukla, wo ich die abenteuerlichste Landung meines Lebens erlebte. Die Landebahn, die ich ja bereits vom Abflug nach unserem ersten Basislageraufenthalt kannte, liegt zwischen Felswänden, direkt in den Felsen gestemmt, nicht asphaltiert. Der Pilot setzte die Maschine an der Abbruchkante zu einer 600 Meter tiefen Schlucht auf und ließ sie bergauf rollen, bis zu einer kleinen, ebenen Fläche vor einer Felswand. Dort blieb die Maschine unter lautem Getöse schließlich stehen.

Links und rechts standen immer noch die zertrümmerten Flugzeuge, die mich bereits bei meinem ersten Besuch 1986 beeindruckt hatten. Und es waren inzwischen noch ein paar mehr hinzugekommen. Flugzeuge, deren Landung nicht so erfolgreich abgelaufen war wie unsere.

So fand ich mich nach einer langen Wanderung erneut inmitten dieser hohen Berge wieder. Am Fuße des Lhotse. Die weltbesten Kletterer kämpften sich in der Südwand von Hochlager zu Hochlager. Ich versorgte sie medizinisch. Jeden Morgen fielen riesige Lawinen aus der Wand ab. Wie Neuschnee lag der Schneestaub der Lawine auf unseren Zelten. Tag für Tag mussten die Kletterer den Fuß dieser Wand queren, das war ein gefährliches Unterfangen, jeden Moment konnten Lawinen abgehen.

Das ging so über Wochen. Ich unternahm viele Ausflüge, zum Gipfel des Kala Pattar auf 5 635 Meter, zum Cho-La-Pass, zum Everest-Basislager.

Es waren nur drei Jahre vergangen, aber am Fuße des Everest hatte sich so viel verändert. Dort wimmelte es inzwischen von Menschen. Das Zeltlager glich einem Rummelplatz. Heute gibt es dort fast kein Durchkommen mehr. Massentourismus, verlorene Idylle.

Am Lhotse wurde mit jedem Tag klarer, dass die Wand nicht bezwingbar sein würde. Die Kletterer kamen irgendwann einfach nicht mehr weiter. Das Wetter schlug um. Krzysztof Wielicki, ein polnischer Höhenbergsteiger, wollte dennoch versuchen, die Wand in der direkten Linie zu durchsteigen.

Reinhold war dagegen. Er sagte: Wenn du das machen willst, wenn du dich umbringen willst, dann mach das. Aber nicht im Rahmen meiner Expedition, sondern unter deiner eigenen Verantwortung. Er brach die Expedition ab.

Wielicki versuchte es, scheiterte. Ein weiterer polnischer Kletterer, Jerzy Kukuczka, der Mann, der als zweiter Mensch alle Achttausender bestiegen hatte, stürzte einige Monate später an dieser Wand auf einer Höhe von 8 200 Meter tödlich ab. Ein Jahr später soll Tomo Česen, ein slowenischer Bergsteiger, die Durchsteigung geschafft haben. Angeblich. Der Erfolg ist umstritten. Es gibt keine klaren Belege dafür.

Auf dem Heimweg blickte ich ein letztes Mal zurück zum Lhotse, zu diesem beeindruckenden Berg. Ich ließ ihn auf mich wirken. Reinhold gesellte sich zu mir, wir schwiegen eine Weile, jeder in seinen Gedanken versunken. Plötzlich fragte er mich: Was hältst du davon, die nächste große Expedition mit mir zusammen zu machen? Nur wir beide.

Ich schaute ihn etwas überrascht an. Ich kannte seine Pläne, sein nächstes Vorhaben. Er wollte zum Südpol. Und er hatte mit dem Abenteurer Arved Fuchs auch schon einen Partner dafür.

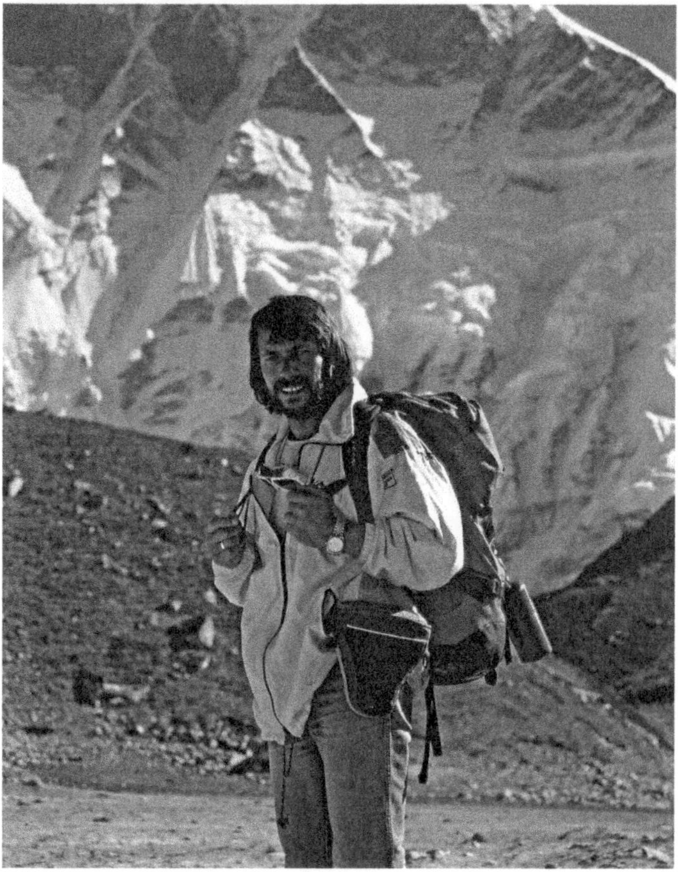

Lhotse-Südwand-Expedition, 1989

Ich sagte: Reinhold, ich schaffe es nicht, mit dir zum Südpol zu gehen. Terminlich nicht, und auch von der Kondition her nicht.

Aber er meinte gar nicht den Südpol. Er dachte schon einen Schritt weiter. Er sagte: Wenn ich heil vom Südpol zurückkomme, gehen wir beide zusammen durch Grönland. Bist du dabei? Du bist der Richtige dafür. Wir müssen segeln, du bist ein exzellenter Surfer, wir werden Grönland mit Schlitten und Segeln längs durchqueren, ohne jegliche Hilfe von außen.

Ich fragte meinen Vorgesetzten um Erlaubnis. Er sagte nur: »Hauptsache, du frierst dir nicht die Finger ab, denn die brauchst du noch.« Daraufhin sagte ich Reinhold sofort zu. Ich wusste, ich hatte genug Zeit, um mich vorzubereiten, mich auf alles einzustellen.

Mit dieser Entscheidung tat ich einen großen Schritt: vom Arzt, der Expeditionen begleitet, hin zum Abenteurer. Ich freute mich darauf. Sobald ich zurück in Südtirol war, fing ich mit den Vorbereitungen für die Expedition an.

Vor den Bergen hatte ich schon immer sehr großen Respekt, ich ging gerne in die Berge, war aber nie ein herausragender Bergsteiger. Ich war auch ganz glücklich, wenn ich sie von unten betrachten konnte. Da oben am Limit zu kämpfen, das war einfach nicht meine Welt. Ich habe die Gefährlichkeit und die Ausgesetztheit der Berge beim Klettern im Himalaja immer für mich als eine Nummer zu groß angesehen.

Das Abenteuer an sich aber faszinierte mich sofort. Die Ebene. Die Weite. Ich freute mich sehr auf Grönland.

~

Ich sitze in der Teeküche. Meine Frau ist bei Ilay. Er liegt nicht mehr im Inkubator, er liegt in einem offenen Bettchen. Wir hoffen, dass er bald nach Hause darf, aber ein bisschen fürchten wir uns auch davor. Es ist alles so geschützt hier. Die Schwestern schauen uns über die Schultern.

Ich blättere in einer Zeitung. Auf einer Seite entdecke ich ein Bild, das seit Monaten immer wieder in den Medien auftaucht. Es ist das Foto eines Flüchtlingskinds, das mit dem Kopf im Sand an der griechischen Küste liegt. Tod. Zwischen Strand und Meer. Ich starre das Foto an, kann den Blick nicht davon lösen. Ich denke, wenn das mein Kind wäre. Ich denke an Ilay. Vielleicht ist es das erste Mal, dass ich als Vater empfinde. Die Welt anders sehe. Ich denke an die Kinder hier in der Station. Wie um jedes einzelne gekämpft wird. Um jedes einzelne kleine Leben. Um jedes zarte Schicksal. Mir wird bewusst, wie viel Humanität hier waltet. Und an den Stränden von Südeuropa lassen wir Kinder ersaufen. Mein Magen zieht sich zusammen. Ich spüre Wut in mir, Traurigkeit, solch ein schlechtes Gewissen.

~

DIE SCHWERSTEN STUNDEN

Ich hatte bereits einiges an Erfahrung gesammelt, und auch dank meiner motivierten Mitarbeiter wuchs unsere Neugeborenen-Intensivstation von Jahr zu Jahr. Doch eines Tages sah ich mich mit meinem schwersten Fall konfrontiert. Mein erster Sohn kam zu früh auf die Welt. Viel zu früh.

Alex wurde am 14. März 1996 geboren. Die Schwangerschaft meiner damaligen Freundin und heutigen Frau war schwierig gewesen. In der 25. Woche war vorzeitig die Fruchtblase geplatzt, die Situation war dramatisch.

Die 25. Woche ist ein grenzwertiger Zeitpunkt. Damals hatten wir für Kinder in der 24. bis 25. Woche nur geringe Erfahrungswerte. Die Sterbe- und Handicap-Rate war hoch. Sehr hoch. Sterberate: 40 Prozent. Handicap-Rate: rund 50 Prozent.

Ich war im Krankenhaus, meine Freundin hatte mich angerufen. Bei den ersten Untersuchungen konnten wir feststellen, dass noch ein wenig Fruchtwasser vorhanden war. Sie wurde stationär aufgenommen, eine Lungenreifung des Kindes wurde initiiert, in der Hoffnung, dass es dadurch vielleicht noch ein paar Tage im Mutterleib bleibt.

Ich machte mir große Sorgen und sprach sie auch meiner Freundin gegenüber aus. Ich war mir einfach nicht sicher, ob der Kleine eine Chance hatte. Meine Partnerin war trotz allem sehr zuversichtlich, hatte Vertrauen in ihr Kind, blieb im Bett liegen, machte alles, was zu machen war. Sie ist eine sehr positive Frau – was in solchen Momenten von entscheidender

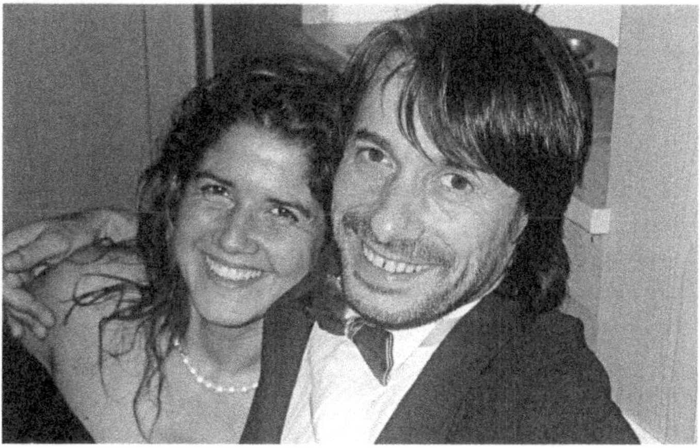

Mit meiner Frau Cristina, die selbst in schwersten Stunden die Nerven behält.

Wichtigkeit sein kann. Sie war von Anfang an der Meinung: Alex schafft das.

Mich beschäftigte die Situation sehr. Mit einem Kaiserschnitt zu diesem Zeitpunkt hätte das Kind kaum eine Überlebungschance gehabt. Ich hatte das Gefühl, dass wir es verlieren, war im Zwiespalt, hin- und hergerissen zwischen dem Risiko des Sterbens und dem einer eventuellen schweren Beeinträchtigung. Zerrissen als Vater. Als Partner. Und als Arzt.

Doch ich wusste, jeder Tag, den wir gewannen, würde dem Kind größere Überlebenschancen schenken. Jeder Tag zog Alex ein Stück weiter weg vom Sterben, brachte ihn ein Stück weiter weg von der Handicap-Zone. Woche um Woche verging. Irgendwann wusste ich: Wir können es schaffen.

In der 29. Woche setzten plötzlich die Wehen ein. Das große Glück war, dass meine Partnerin in diesen Wochen trotz des weit zurückliegenden Blasensprungs nie einen Infekt bekommen hatte. Und wir hatten das große Glück, dass etwas Fruchtwasser stets in einer Art Nische vor dem Mund des Kindes gelegen hatte. Meine Sorgen blieben trotzdem bestehen. In der 29. Woche war die Lunge immer noch nicht gut entwickelt. Ich war im Ambulatorium, hatte viel zu tun: Erste-Hilfe-Kinder, Erstvisiten, Kontrollen. Meine Freundin lag einige Stockwerke über mir in der Geburtshilfe. Ein Kollege rief mich an: Wir müssen einen Kaiserschnitt machen. Das Kind muss heute raus. Die Wehen haben eingesetzt.

Ich fragte: Müssen wir das sofort machen? Ich dachte in dem Moment tatsächlich: Ich muss doch meine vorgemerkten Patienten noch untersuchen. Die sind doch alle extra gekommen. Sie haben lange auf den Termin gewartet.

Ich sagte: Lass mich das hier beenden, dann komme ich zum Kaiserschnitt.

So bin ich nun mal, ich kann das nicht ändern. Ich wusste, dass der Kaiserschnitt eine Stunde früher oder später keinen Unterschied machen würde. Wenn ich heute zurückdenke, glaube ich, ich brauchte einfach die Zeit, um mich innerlich auf alles vorzubereiten. So war ich immer in meinem Leben. Ich brauche Zeit, um Entscheidungen zu treffen. Ich will nicht angehetzt kommen und nach Luft schnappend irgendetwas machen.

Aber natürlich wollte ich bei der Geburt und der anschließenden Versorgung unseres Kindes dabei sein, es war meine Partnerin, es war mein Kind.

Alex kam am frühen Nachmittag um halb zwei auf die Welt. Mit leichten Atemproblemen. Ich versorgte ihn nach den gängigen Algorithmen und dachte dabei: Gib ihm die Chance, selbst zu atmen, er kann es, seine Lunge schafft es, er will es. Ich gab ihm nur eine Atemhilfe. Das war zu der Zeit noch recht unüblich, damals wurden Frühgeburten wie Alex fast immer bei der Geburt intubiert und maschinell beatmet – mit all den damit verbundenen Risiken. Heute starten wir bei jedem Kind, sofern es spontan atmet, mit einer Atemhilfe. Als Standard.

Alles funktionierte zunächst sehr gut. Ich blieb lange bei unserem Kind. Bis spätabends. Ich beobachtete es. Ich sah, Alex machte das sehr gut. Er war ruhig. Die Lunge arbeitete gut. Man merkte, der schafft das. Meine Freundin hatte ihn schon gesehen, nun lag sie wieder auf ihrem Zimmer. Am späten Abend sagte ich den Pflegerinnen: Ich gehe nach Hause. Der schafft das schon.

Am nächsten Morgen gegen halb sechs klingelte das Telefon. Schon bevor ich den Hörer in die Hand nahm, wusste ich, da stimmt etwas nicht. Man sagte mir, es gehe Alex nicht gut. Die diensthabende Ärztin sagte, er atme sehr schlecht. Er brauche viel Sauerstoff. Ich war verwirrt. Wieso? Ich hatte ihn doch stabil verlassen. Was war passiert? Ich versuchte, mir ein Bild zu machen. Das tat ich immer, wenn ich vom Krankenhaus aus angerufen wurde. Ich kannte meine Patienten. Während ich im Auto saß, entwarf ich im Kopf mögliche Szenarien. Ich hatte eine Vermutung.

Dann stand ich wieder am Inkubator. Er atmete wirklich schlecht. Ich sah schnell, dass meine Vermutung richtig gewesen war. Mir wurde gesagt, dass er schon seit Stunden unruhig war. Dass er sehr viel geweint hatte. Dazu muss man wissen, dass die Atemhilfe einen kontinuierlichen Druck auf die Lunge ausübt. Wenn das Kind viel schreit, wird der Druck zu Überdruck, und Lungenbläschen können platzen. Alex hatte einen Pneumothorax entwickelt. Die Bläschen der rechten Lunge waren geplatzt. So sammelte sich Luft, zu viel

Luft, zwischen der Lunge und den Rippen. Die Lunge war in sich zusammengefallen.

Alex atmete also nur noch mit einem Lungenflügel. Ich wusste um die Gefährlichkeit einer solchen Situation, deshalb drainierte ich sofort den Lungenflügel. Ich stach mit einer Nadel und einer Plastikkanüle durch die Rippen, zog die Luft heraus, saugte sie ab, damit die Lunge sich wieder entfalten konnte.

Ich war sehr konzentriert. Die Lunge ging auf. Alex erholte sich. Wir beatmeten ihn von nun an künstlich. Die Atemwerte besserten sich.

Doch schon zehn Minuten später waren sie wieder im Keller.

Ich suchte nach Fehlfunktionen am Beatmungsgerät. Doch es war in Ordnung. Dann sah ich, nun war auch der andere, der linke Lungenflügel, in sich zusammengesackt, ein Spannungspneumothorax. Alex' Zustand verschlechterte sich rapide. Die Herzfrequenz ging steil nach unten. In diesen Sekunden wurde mir plötzlich bewusst: Das ist dein Sohn. Er stirbt dir. Das schafft er nicht mehr.

Hunderten anderen Kindern hast du in genau dieser Situation helfen können. Deinem eigenen Sohn nicht.

Meine Freundin wusste immer noch von nichts. In Gedanken ging ich den Weg zu ihr nach oben. Ich muss ihr sagen, dass unser Sohn tot ist. Wie soll ich das schaffen, ihr, die so viel Vertrauen in mich hatte? Die am Abend zuvor schlafen gegangen war im Glauben, wir hätten es geschafft?

Alex' Gesicht war aschgrau. Seine Augen standen offen. Ich sah, er litt. Ich habe das Bild noch heute in meinem Kopf. Ich schob das Vatersein wieder beiseite. Die Angst. Die Panik. Das musste ich tun, ich musste wieder Arzt sein. Sofort. Ich zwang mich, zu verdrängen, dass das mein Sohn ist. Ich stieß eine große Nadel unterhalb der Achsel zwischen der vierten und fünften Rippe in den Lungenspalt, schob eine Plastikkanüle nach, zog die Luft heraus und schloss die Kanüle an ein Gerät, das konstant einen Unterdruck im System erzeugt. Damit wird die Luft aus dem Pleuraspalt abgesaugt – und die Lunge kann sich wieder ausdehnen.

Die Herzfrequenz blieb tief.

Lange.

Dann, ganz langsam, erholte sie sich.

Um acht Uhr morgens machten wir ein Röntgenbild der Lunge. Der damalige Primar, mein Chef, kam dazu. Er schaute das Bild gemeinsam mit mir an. Die Lunge sah nicht gut aus. Er sagte: Hubert, ich weiß nicht, ob diese Lunge sich jemals erholen wird.

Nun erst informierte ich meine Freundin, sagte ihr: Dem Alex geht es nicht gut. Sie glaubte mir nicht. Sie kam in die Station, sah mit eigenen Augen, was ich ihr beschrieben hatte, sagte aber: Ich bin hundertprozentig überzeugt, dass er es schafft.

Nach einer Lebenswoche glaubte auch ich daran. Auch weil unser Junge eine sehr positive Mutter hat. Weil dieses Positive auch in ihm drinsteckte. Immer noch drinsteckt.

Im Mai kam Alex nach Hause. Ich machte mir noch lange Vorwürfe, in der ersten, dramatischen Nacht nicht bei ihm geblieben zu sein. Dann wäre vieles nicht passiert. Meine

Frau und mein Sohn haben es mir nie vorgeworfen. Heute ist Alex ein junger Erwachsener. Er studiert Medizin in Innsbruck. Er möchte später vielleicht in meine Fußstapfen treten.

Alex' Fall war ein Lernprozess für mich und für die ganze Station. Bei aller Dramatik, diese Erlebnisse waren dennoch in einem gewissen Sinne gut für meinen weiteren Berufsweg. Gerade was die Beziehung zu Eltern betrifft, habe ich daraus viel gelernt. Ich wusste jetzt, was Eltern mitmachen in dieser Phase. Ich wusste, wie gut und wichtig es ist, daran zu glauben, dass ein Kind sich erholt. Wie schön es ist, zu sehen, wie es sich tatsächlich erholt. Wie es beginnt, Kontakt aufzunehmen. Ich habe gelernt, mich besser in die Eltern hineinzufühlen. Ich habe gelernt, wie man ihre Emotionen besser auffangen kann. Ich habe gelernt, was Vaterglück ist.

~

Einen Espresso bitte. Die Barfrau lächelt mir zu. Sie bringt die Kaffeemaschine zum Zischen und Blubbern, stellt den Espresso vor mich hin. Ich krame in meinem Portemonnaie nach Münzen. Die Barfrau fragt: Sie sind ein Doktor hier, nicht? Sie bekommen den Mitarbeiterrabatt, oder? Ich schüttele den Kopf. Trinke den Espresso.

Mir wird bewusst, wir sind schon viel zu lange hier. Es wird Zeit, Abschied zu nehmen.

Es wird Zeit, Ilay nach Hause zu bringen.

Geduld. Verdammte Geduld!

~

HELDEN VON GRÖNLAND

Reinholds Südpol-Expedition war ein großer Erfolg. Sein Begleiter, Arved Fuchs, war ein Abenteurer auf den Weltmeeren, ein Segler, Reinhold selbst hatte Erfahrung im Schnee und im Eis. Die Expedition war nicht einfach, beide waren starke Charaktere, sie bildeten eine erfolgreiche Zweckgemeinschaft. Sie haben die Antarktis vom Rand des Kontinentes über die Thiel-Berge zum Südpol und von dort zur McMurdo-Bucht am Rossmeer in 92 Tagen überquert – 2 800 Kilometer ohne Hilfe von außen, ohne Hunde, mit Schlitten, die sie selbst gezogen haben und – wenn es die Verhältnisse erlaubten – unter Zuhilfenahme von Segeln.

Während Reinhold am Südpol war, bereitete ich mich intensiv auf Grönland vor. Wir wollten das Land nicht horizontal, sondern von Südosten nach Nordwesten durchqueren, der Länge nach, von Isertok, südlich von Ammassalik 65° 40' Nord, 38° 55' West zur nördlichsten Siedlung der Welt, nach Thule, 77° 25' Nord, 69° 25' West, 2 200 Kilometer durch Schnee und Eis, ohne jegliche Hilfe von außen, ohne Hundeschlitten, nur mit Skiern, Segeln und Schlitten, die wir selber zogen. Segel hatte schon Fridtjof Nansen benutzt, als er 1888 Grönland im Süden durchquert hatte.

Doch Grönland der Länge nach durchqueren, das hatte noch niemand gewagt.

Ich lief. Viel und intensiv. Wir hatten uns die Vorbereitungsaufgaben aufgeteilt: Reinhold plante die gesamte Logistik, ich plante alles rund um die Ernährung.

Wir rechneten mit einer Expeditionsdauer von 90 Tagen. Die Nahrung durfte nicht zu sehr ins Gewicht fallen, wir versuchten in unseren Berechnungen ständig, die Kilogramm zu reduzieren. Uns war bewusst, dass wir die Schlitten, bei schlechter Bodenkonsistenz und schlechter Windlage, selbst ziehen mussten. Dazu benötigten wir viel Kraft, nicht ausschließlich Ausdauer. Jeder Schlitten wog schlussendlich rund 120 Kilogramm.

Ich errechnete gemeinsam mit Ernährungswissenschaftlern, wie viele Kalorien wir bei dieser Kälte, dieser Anstrengung und der Höhe von 2000 Metern über dem Meer ungefähr verbrauchen würden. Ich machte selbst verschiedene Tests, um meinen Stoffwechsel bei minus 25 Grad auf dem Fahrrad zu berechnen. Die Berechnung ergab schließlich einen Tagesbedarf von 4000 Kalorien.

Wir entschieden uns für eine fettreiche Ernährung und stellten bereits in der Vorbereitung unseren Stoffwechsel von Kohlenhydrat- auf Fettverbrennung um. Wir planten, wie die Inuit, die Inselbewohner, zu essen. Unsere Ernährung setzte sich aus 60 Prozent Fett, 20 Prozent Eiweiß und 20 Prozent Kohlenhydrate zusammen. Wir suchten nach fetten, gewürzten Fleischgerichten, wie sie die Inuit und die Indianer Nordamerikas mit sich führten. Eine deutsche Metzgerei stellte uns dieses Fleisch für jeden der 90 Tage portionsgerecht her. Jedes dieser 90 Tagesgerichte wog knapp ein Kilogramm.

Ich las viel über Grönland und allgemein über Expeditionen im Eis. Alte Literatur. Die Berichte von Frederick A. Cook, Alfred Wegener, Roald Amundsen und die spannenden und aufschlussreichen Werke des Grönlandpioniers Fridtjof Nansen: »Eskimoleben«, »Auf Schneeschuhen durch Grönland«. Manche Passagen verzauberten mich regelrecht.

Der Schneesturm raste die ganze Nacht hindurch, und als ich am nächsten Morgen (26. August) aufstand, um Kaffee zu kochen, war ich nicht wenig überrascht, als ich mich selbst, die Schlafsäcke, die Säcke mit unseren Kleidern, kurz alles unter Schnee begraben fand; er war durch alle Spalten eingedrungen und hatte das ganze Zelt angefüllt. Als ich die Füße in die Schuhe stecken wollte, waren auch diese voller Schnee, und als wir uns nach unseren Schlitten umsahen, waren sie halb verschwunden. An allen Seiten des Zeltes lagen große Schneeschanzen. Wir hatten doch trotz alledem einen angenehmen Sonntagmorgen mit Kaffee und Frühstück im Bett.

Der Schneesturm raste den ganzen Tag hindurch, und es wurde schwerer und schwerer, ihm entgegenzugehen, da der Schnee immer loser wurde. Ich überlegte, ob ich die Schlitten nicht zusammenbinden und den Versuch machen sollte, mithilfe von Segeln gegen den Wind zu kreuzen. Auf diese Weise konnte es lange währen, ehe wir Kristianshaab erreichten. Wir mussten auf eine Veränderung zum Guten hoffen; – an diesem Tag blieb aber alles beim Alten. Wir arbeiteten uns durch den Schnee, so gut wir konnten. Nachdem wir eine Viertelmeile zurückgelegt hatten, gelangten wir an eine Höhe, die wir erklimmen mussten; die Steigung war jedoch so steil, dass wir die Schlitten nur zu dreien hinaufbefördern konnten, und trotzdem war es noch eine sehr beschwerliche Arbeit. Bei einer Aufmessung stellte es sich heraus, dass die Steigung ungefähr ein Fuß auf vier Fuß vorwärts betrug. Als wir nach einer Wendung wieder hinabstiegen, wandte sich Kristiansen, der nur selten eine Bemerkung machte, an Dietrichson und sagte: »Großer Gott, dass die Menschen es so schlecht mit sich selbst meinen, dass sie sich auf so etwas einlassen können.

(…)

Der Wind nahm beständig an Stärke zu und ging bald in Sturm über, es war schwer, dem entgegenzuarbeiten, und man musste vorsichtig sein, um nicht zu erfrieren. Zuerst fror die Nase ab, das bemerkte ich jedoch früh genug, um sie durch Reiben mit Schnee zu retten. Jetzt glaubte ich außer Gefahr zu sein, da hatte ich ein merkwürdig kaltes Gefühl unter dem Kinn und bemerkte nun, dass die Halspartie um den Kehlkopf herum steif gefroren und gefühllos war. Durch Reiben mit Schnee und indem ich einige wollene Fausthandschuhe und andere Bekleidungsgegenstände um den Hals packte, half ich mir auch darüber hinweg. Aber nun kam das Schlimmste von allem. Der Wind drang durch die Kleider in die Magengegend, und ich empfand die heftigsten Schmerzen; ich legte einen Filzhut dorthin und rettete so auch diesen Teil meines Körpers. (…) Der Sturm wehte den Schneestaub bis direkt auf die Haut durch alle Poren der wollenen Unterjacke und des Hemdes, es war, als stehe man ganz nackend da. Ich selbst war nahe daran, mir bei dem Geschäft die linke Hand abfrieren zu lassen, und nur mit größter Beschwerde konnte ich mein Zeug wieder zuknöpfen.[6]

Oder einige Zeilen aus Nansens Gedächtnisrede für Roald Amundsen:

Hast du das große Schweigen erlebt,
hast du gewagt, das Unbekannte aufzusuchen,
unbekannte Wege begangen,
die weißen Flecke der Karte gekreuzt,
hast du entbehrt, gedürstet, gesiegt,
bist du aufgegangen in der Größe des Alls?[7]

Die Literatur lehrte mich insbesondere eines: Das Schlimmste für die Eroberer Grönlands und der Pole war der Hunger. Sie schlachteten ihre Hunde und Pferde – aus Hunger. Dieser Hunger ließ sie verzweifeln.

Deshalb war für mich von Anfang an klar, wir müssen genug zu essen mitnehmen. Wir hatten keine Pferde und Hunde zum Schlachten dabei. An Verpflegung durfte es also auf keinen Fall mangeln. Wir nahmen auch Schokolade mit, Speck, hartes Schüttelbrot. Es brauchte ein Mindestmaß an kulinarischer Abwechslung.

Es war psychologisch wichtig zu wissen, wir werden nicht hungern. Und: Das Essen wird uns schmecken.

Reinhold trieb den Bau der Schlitten voran. Wir planten sie mit speziellen Zuggestellen und einem Gurt, den wir uns um den Oberkörper schnallen konnten. Zudem fand mein Bruder jemanden, der uns die Segel baute, Segel von zwölf und 27 Quadratmetern. Die Größe der Segel hatten wir nach dem Studium der Windverhältnisse der vergangenen Jahre in Grönland und dem Gewicht unserer Schlitten berechnet. Es war uns klar, dass wir das Segel nicht an den Schlitten anbringen sollten, sondern an unseren Körpern, um nicht das Risiko einzugehen, bei starken Winden Schlitten und Segel zu verlieren. Das wäre unser sicherer Tod gewesen. Unsere Segel waren Prototypen der heutigen Kite-Segel, eine Sportart, die ich mittlerweile seit Jahren mit meinen Söhnen leidenschaftlich und in aller Welt praktiziere.

Am Südtiroler Reschensee probierten Reinhold und ich im Winter auf dem Eis diese Segel mit Skiern und den Schlitten aus. Wir waren sozusagen die ersten Kite-Segler am Reschensee, der heute weltweit als Kite-Paradies gilt. Im Winter auf Eis, im Sommer auf dem Wasser.

Es gab einen großen Auflauf am See. Die Leute hielten uns für verrückt.

Der Messner Reinhold mit seinem Bruder! Was der wohl schon wieder ausheckt!

Natürlich wogen unsere damaligen Segel ein Vielfaches der heutigen Segel. Doch es funktionierte. Wir bemerkten, dass wir mit den kleinen Segeln bei starkem Wind auch aufkreuzen konnten. Das war anstrengend, aber es funktionierte. Irgendwie. Und es machte Spaß.

Doch da war auch die Angst. Schaffe ich es, einen 120 Kilogramm schweren Schlitten zu ziehen? Zum Training zog ich Lastwagenreifen hinter mir her. Jeweils zwei zu je 50 Kilogramm. Im Wald bei Bozen. Ich tat mich zunächst unheimlich schwer. Die Spaziergänger schmunzelten. Ich schwitzte. Doch von Mal zu Mal ging es besser, schneller, weiter. Die Angst aber blieb. Der Zweifel. Willst du das wirklich machen? Nachts schreckte ich auf. Träumte bereits vom Eis um mich herum, ohne tatsächlich zu wissen, was mich erwartete.

Mir wurde bewusst, das Vorhaben konnte auch schlimm ausgehen. Wir konnten auch sterben.

Doch der Reiz, es zu versuchen, war stärker.

Im März 1993 flogen wir von Kopenhagen auf die amerikanische Militärbasis nahe Thule und von dort mit einem Kleinflugzeug über das Inlandeis nach Ammassalik in den Südosten Grönlands. Zum ersten Mal sah ich diese große Eiswüste, die Weite, die Spalten, die Abbrüche – und ich verspürte pure Angst.

In Ammassalik mussten wir bei der örtlichen Polizei die Expedition anmelden. Die Polizei war nicht begeistert. Die Beamten prüften uns kritisch. Sie sagten, das sei nicht machbar, so etwas Verrücktes habe bislang noch niemand versucht. Das schafft ihr nicht, es gibt keine Rettungsmöglichkeiten. Es bedurfte unserer ganzen Überredungskunst. Am Ende hatten wir die Genehmigung.

Wir testeten erneut unser gesamtes Material, dann flogen wir mit einem Hubschrauber nach Isertok, in ein kleines Fischerdorf im Süden. Wenige Häuser. Das ganze Dorf war auf den Beinen. Ein Hubschrauber! Das bekamen die Bewohner nicht oft zu gesehen.

Während der ersten Tage begleitete uns eine Filmcrew mit Hundeschlitten und deren Führern. Sie wollten ein Stück ins Eis hinein mitkommen. Wir schickten am Postamt eine letzte Meldung nach Hause: Wir starten!

Material, das wir nicht brauchten, verschenkten wir an die Dorfbewohner. Rucksäcke, Werkzeug. Wir versuchten an Gewicht zu sparen, Gramm für Gramm. Wo es nur ging.

Mein erstes großes Abenteuer stand bevor. Von dem Moment an, an dem ich aus dem Hubschrauber gesprungen war, packte mich eine große Lust, endlich loszugehen. Nun war es tatsächlich so weit. Die Angst war weg. Verflogen. Ich wusste, wir waren gut vorbereitet. Wir würden das schaffen.

Der Start aber war eine Katastrophe. Wir gingen los. Ein paar Meter bergauf. 20 Meter vielleicht – dann brach mein Zuggestell. Noch im Dorf. Zwischen den Hütten. Der Schlitten rutschte den Hang hinunter. Stoppte vor einem der Holzhäuser. Ich fluchte. Das konnte doch nicht wahr sein.

Wir schafften es, das Gestell wieder zusammenzuschrauben. Gingen erneut los. Nach etwa einer Stunde blieb Reinhold stehen. Nun fluchte er und war nicht zu beruhigen. Ihm war eingefallen, dass er in einem Rucksack, den er verschenkt hatte, eine Karte hatte liegen lassen. Die Karte, die wir für den Aufstieg zum Hochplateau brauchten.

Er ließ seinen Schlitten stehen und lief ins Dorf zurück. Das Fernsehteam mit den Hunden und ich mit meinem Schlitten gingen langsam weiter. Am Abend stieß er wieder zu uns. Wir zelteten am Fuße des steilen Anstiegs zum Hochplateau. Das

Wetter schlug um, ein Fallwind brauste mit über 100 Stundenkilometern über uns hinweg hinunter zum Meer. Wir mussten die Zelte die ganze Nacht über von innen stützen. An Schlaf war nicht zu denken. Wir hatten Sorgen um unsere Begleiter. Das machte keinen Spaß, hier ging es um reines Überleben.

Uns war schnell bewusst, dass das Fernsehteam uns unter diesen Bedingungen nicht beim Aufstieg begleiten konnte. Am nächsten Morgen gingen sie deshalb mit ihren Führern und Hundeschlitten zurück, wir zogen alleine weiter. Von nun an waren wir ohne Kontakt zur Außenwelt.

Das Wetter blieb schlecht, es stürmte und schneite. Das Weiterkommen im Tiefschnee und im steilen Gelände war hart und anstrengend. Wir kämpften. Zelteten erneut. Diesmal mitten im Aufstieg. Wieder verbrachten wir eine schlaflose Nacht. Wie legten die Schlitten so hinters Zelt, dass sie eine Art Mauer bildeten, dennoch zerrte der Sturm die gesamte Nacht an den Planen.

Es schneite viel, wir wateten tags darauf im Tiefschnee weiter und brachten eine dritte schlaflose Nacht hinter uns. Wir hatten an diesen ersten drei Tagen nur jeweils zehn bis 15 Kilometer zurückgelegt.

Wenn das so weitergeht, dachten wir uns, schaffen wir das nie. Der Piteraq, ein Sturm, der vom Inlandeis an die Ostküste mit bis zu 180 Stundenkilometern abfällt, und auch das Schneetreiben wurden schlimmer. Wir konnten für einige Tage das Zelt nicht mehr verlassen. Einmal versuchte Reinhold es trotzdem. Er kam jedoch schon wenige Sekunden später zurück und hustete sich fast die Lunge aus dem Leib. Der Schnee war in den Mund, in die Lunge gedrungen – er wäre beinahe erstickt.

Ich steckte schneller mitten im Abenteuer, als mir eigentlich lieb war. Mir wurde schlagartig bewusst, wie gefährlich das alles war, worauf ich mich da eingelassen hatte.

Reinhold beruhigte mich.

Mach dir keine Sorgen, Hubert, ich habe solche Situationen schon öfter erlebt. In den Bergen. Das geht vorüber.

Wir hielten weiter verzweifelt das Zelt fest, an dem der Sturm zerrte. Es durfte nicht reißen. Auf keinen Fall. Dann wären wir verloren gewesen. Draußen herrschten Temperaturen von minus 30 Grad. Auch im Zelt war es eisig kalt. Um die minus 20 Grad.

Wir wechselten uns ab: Einer stützte das Zelt, der andere döste. Einer kochte, der andere stützte wieder das Zelt. Stunde um Stunde. Es gab keine Zeit, um zu lesen, zu schreiben. Wir redeten fast nichts. Wir überlebten.

Nach drei Tagen ließ der Wind nach, es hellte etwas auf, und wir beschlossen weiterzugehen. Richtung Norden. Wir erreichten die Hochebene, sahen die Berge rechts und links von uns. Das GPS-Gerät zeigte uns, wir gehen in die richtige Richtung. Endlich Hoffnung.

Ich vertraute meinem Bruder voll und ganz. Ich wusste, er ist kein Draufgänger, er war zweimal so oft zu Achttausendern gereist, wie er letztendlich am Gipfel stand. Er wusste immer, wann er umkehren musste. Das schätzte ich an ihm. Er stand seine gesamte Karriere über unter enormem Druck. Er hatte sich entschieden, mit Abenteuern sein Geld zu verdienen. Das war nicht so einfach. Fürs Umdrehen, fürs Nicht-Erreichen des Ziels bekam man kein Geld, dafür ging niemand in eine Diashow. Dennoch drehte er immer um, wenn er merkte, dass es zu gefährlich wurde.

Für mich war alles einfacher. Für mich war dieses Abenteuer nur eine Herausforderung, eine großartige Erfahrung, die ich gerne mit in meinen Lebensrucksack packen wollte. Eine schöne Erinnerung. Doch mir war klar, dass ich nach dieser Erfahrung wieder in meinen Beruf zurückkehren würde.

Nach der Grönland-Expedition wurde ich oft gefragt, ob ich nun in die Fußstapfen meines Bruders treten wolle. Das wollte ich nie.

Ich beneidete Reinhold auch nie. Ich denke eher, dass er mich manchmal beneidete. Er war frei und meines Erachtens doch gleichzeitig in einer Art Hamsterrad gefangen, das er zum Drehen bringen musste, um sich diese Freiheit erhalten zu können.

Ich war nach wie vor Arzt, Neonatologe. Ich war nur sehr viel schneller Abenteurer geworden, als ich es mir vorgestellt hatte. Innerhalb von drei Nächten im Sturm in einem Zelt in Grönland.

Ich merkte, dass Reinhold und ich sehr viel ähnlicher dachten, die Welt sahen, Entscheidungen trafen, als ich vor der Grönland-Expedition vermutet hatte.

Ich hätte das alles ohne ihn nie geschafft. Doch nach den drei Tagen im Zelt vertraute er auch mir. Er verstand, dass ich fürs Abenteuer zu gebrauchen war.

Wir zogen über die wellenförmige, nicht enden wollende weiße Landschaft hinweg. Bald setzten wir zum ersten Mal die Segel. Es funktionierte. Einmal, bei günstigen Windverhältnissen, schafften wir es, mit den Segeln 120 Kilometer weiterzukommen. Wir zogen die Schlitten, und wenn es ging, segelten wir, dann zogen wir wieder. Plötzlich lief alles gut. Es war bewölkt, aber hell.

Durch diese riesige Fläche des Hochplateaus wurde mir bewusst, wie groß die Welt ist. Dass die Erde tatsächlich rund ist. Man sah, wie sie an den Rändern abfiel.

Wir genossen das Nichts. Die absolute Ausgesetztheit. Keine Tiere. Eisbären kommen in Grönland nur an den Küsten vor.

Einzig Spuren eines Polarfuchses bemerkten wir manchmal. Über Tage hörte ich nur Reinholds Stimme, das Rauschen des Windes und das Geräusch des Schlittens im Schnee und Eis.

Ich beobachtete meinen Schatten, der Schatten wurde mein Kompass. Reinholds Kugelkompass wies uns am Morgen den Weg, und am Abend kontrollierten wir, ob uns der Schatten nicht betrogen hatte. Das GPS-Gerät zeigte uns in dieser Eiswüste unsere Position.

Das Essen schmeckte. Morgens freuten wir uns auf den Kaffee und stets auch aufs Weitergehen. Unser täglicher Leitspruch, nachdem wir den Schlitten angeschnallt hatten, war: Auf nach Thule! Wir gingen nicht mehr nach Tageszeiten, es war eh immer hell, die Sonne stand immer am Horizont. Wir gingen abhängig von der Wettersituation. Stürmte es, schliefen wir. Klarte es auf, marschierten wir weiter.

Es gab keine einzeln unterscheidbaren Tage mehr, nur noch das Eis, den Schnee und uns. Laufen, segeln, laufen, segeln, manchmal schafften wir bis zu 60 Kilometer am Tag. Ab und an sahen wir in der Ferne den Polarfuchs, er schien uns zu begleiten.

Bald hatten wir die Hälfte des Weges hinter uns. Dann zwei Drittel.

Plötzlich zog erneut ein schwerer Sturm auf, ohne Vorwarnung. Wir hatten die großen Segel gesetzt. Reinhold segelte vor mir und stürzte schwer über einen Eisaufwurf. Das Segel fiel zu Boden, und der schwere Schlitten flog über ihn hinweg. Ich war überzeugt, dass er sich schlimm verletzt hatte.

Der Wind heulte, ich schnallte meinen Schlitten und mein Segel ab, wollte es aufrollen, in der Eile und Sorge entglitt es mir, der Wind riss es mit sich, auch einen meiner Handschuhe. Ich lief zu Reinhold, er hatte sich in der Zwischenzeit aufgerappelt, wie durch ein Wunder war ihm nichts passiert.

Doch mein Segel war weg. Der Handschuh auch. Wir liefen mit den Skiern instinktiv in die Richtung, in die der Wind das Segel davontrug, stießen tatsächlich auf den Handschuh, der sich im Eis verfangen hatte, ich lief alleine weiter, doch das Segel blieb verschollen.

Der Sturm hatte mich bald umhüllt. Ich sah Reinhold nicht mehr. Ich lief trotzdem weiter, in der Hoffnung, dass das Segel sich irgendwo verfangen hätte. Dann verlor ich die Orientierung. Es herrschte vollkommenes *Whiteout*. Ich sah nichts mehr. Nur noch Weiß. Oben, unten, links, rechts, vorne, hinten, nichts als Weiß.

Keine Spur war mehr zu sehen.

Da stand ich. Wusste nicht, in welche Richtung ich weitergehen, zurückgehen sollte. Zurück zu Reinhold.

Ich konnte die Richtung nur vermuten und ging los. Gegen den Wind. Auf gut Glück. Und tatsächlich fand ich Reinhold und auch meinen zurückgelassenen Schlitten wieder. Ich atmete auf.

Erst jetzt wurde mit bewusst, was ich da riskiert hatte.

Mein Bruder schrie mich an: Günther! Bist du total verrückt geworden?

Er nannte mich *Günther*, er nannte mich beim Namen unseres toten Bruders. Ich dachte mir nichts weiter dabei. Bei acht Geschwistern brachte man die Namen öfter einmal durcheinander.

Er hatte sich große Sorgen gemacht. War ratlos, hilflos gewesen.

Ich hatte die Expedition und unser beider Leben gefährdet.

Ich, nein, wir hatten großes Glück gehabt.

Wir stritten uns.

Er sagte, bist du noch bei Verstand?

Ich sagte, ohne das Segel sind wir verloren.

Er sagte, wir gehen weiter, wir können nur weitergehen.

Es war der einzige Streit während der gesamten Expedition.

Wir gingen weiter, zogen die beiden Schlitten, die Segel setzten wir nicht, wir gingen, jeder für sich, jeder in seine Gedanken vertieft. Unsere Euphorie und unser Übermut waren verflogen, wir waren geknickt.

Nach einigen Tagen, Wetter und Wind waren relativ gut, schlug ich vor, es wieder mit dem Segeln zu probieren. Wir banden uns mit einem Seil zusammen und ließen uns von einem Segel ziehen.

Es funktionierte.

Langsam bauten wir wieder Vertrauen auf. Zum Segel. Zu uns selbst. Liefen, segelten, liefen.

Wir waren viel schneller unterwegs, als wir vorab errechnet hatten. Am 32. Tag sahen wir bereits die ersten Felsen nahe der Nordwestküste am Horizont. Hinter den Felsen befand sich, wie wir wussten, der Abstieg nach Thule.

Plötzlich kroch, obwohl wir noch weit davon entfernt waren, die Angst über den gefährlichen Abstieg zwischen den Gletscherspalten in mir hoch.

Ich schlief nachts nicht gut.

Ich sprach mit Reinhold über die Angst.

Er versuchte, mich zu beruhigen.

Wir liefen immer weiter den Bergen entgegen.

Das Glücksgefühl, schon bald da zu sein, wechselte sich mit der Angst ab, 2000 Höhenmeter absteigen zu müssen.

Am 34. Tag erreichten wir die Felsen, zelteten ein letztes Mal auf dem Hochplateau. Sahen auf den Fjord hinunter.

An diesem Abend saßen wir lange in der Nachtsonne zusammen. Wir waren glücklich. Auch glücklich darüber, die Anstrengung bald hinter uns zu haben. Aber ebenso ein wenig traurig, dass es nun bald vorbei sein sollte.

Ich dachte über die zurückliegenden Tage und Wochen nach. Es war beeindruckend, wie schnell sie verflogen waren, wie schnell das tägliche Gehen selbstverständlich geworden war. Es war schön, gedankenverloren durch diese weiße Wüste zu stapfen.

Ich hatte das Atmen gelernt.

Ich spürte die Anstrengung kaum noch.

Ich war durch einen weißen Tunnel hindurchgegangen.

Oft dachte ich: So muss das Sterben sein.

Das hatte mir Kraft gegeben.

Das tägliche Gehen war beinahe zur Sucht geworden.

Ich hatte viel über mein Leben nachgedacht. Zu Hause oder bei der Arbeit hatte ich kaum die Möglichkeit gehabt, mich so intensiv damit auseinanderzusetzen.

Ich fragte mich unterwegs oft: Ist das nun der Anfang vom Ende? Heißt es nicht, dass das Leben kurz vor dem Tod noch einmal an den Menschen vorüberzieht?

Es war ein eigenartiges, aber kein unangenehmes Gefühl. Es waren sorglose Gedanken.

Abends im Zelt hatten wir uns viel von unseren Leben erzählt. Erlebnisse aus der Kindheit wieder hervorgeholt, die zum Teil bereits vergessen schienen.

Gewisse Lebenssituationen sah ich plötzlich aus einem völlig anderen Blickwinkel.

Wir führten viele sehr persönliche, sehr emotionale Gespräche.

Wir kamen uns als Brüder wieder näher. Es bildete sich eine tiefe Verbundenheit und Freundschaft. Ein Brüderbund.

Am nächsten Morgen begannen wir, im Gletscherbruch abzusteigen. Es war nur halb so gefährlich, wie ich es mir vorgestellt hatte. Wir mussten lange nach dem besten Weg um die Spalten herum suchen, fanden jedoch stets eine Möglichkeit.

Wir stiegen an einem Tag ab und standen plötzlich am Rande des Gletschers, am oberen Ende einer Eiswand, die senkrecht zum Fjord hinunter abfiel. Scheinbar keine Möglichkeit, weiterzukommen. Wir ließen die Schlitten stehen und suchten einen Weg, der uns sicher durch die Spalten führen konnte, immer wieder mussten wir umkehren. Wir kletterten mehrere Male hoch und wieder runter, schließlich entdeckten wir eine sehr steile Abstiegsmöglichkeit und fanden mit den Schlitten hinunter zum Wasser.

Da standen wir nun also am Ende des Eises. Am Anfang des zugefrorenen Meeres. Am Ende unseres Abenteuers. Es war der 35. Tag. Bärenspuren im Schnee. Wir gingen in Richtung des Dorfes, sahen plötzlich, wie Menschen mit Hundeschlitten uns entgegenkamen. Nun hatte die Welt uns wieder. Gemeinsam erreichten wir Thule.

Ich hatte mir das nördlichste Dorf der Welt ganz anders ausgemalt, das idyllische Ziel unserer Reise. Doch es entpuppte sich als schreckliche Siedlung im Schnee. Hässliche, schmuddelige Häuserreihen. Rund 200 Fischer vegetierten alkoholisiert in den Tag hinein. Es stank im ganzen Dorf nach dem Fressen der Schlittenhunde, Seehundfleisch.

Von der Schönheit der Natur waren wir wieder in die Hässlichkeit der Zivilisation katapultiert worden. Nachts war es laut, hektisch.

Wir aßen unsere übrigen Essensrationen, aber sie schmeckten uns plötzlich nicht mehr so gut wie zuvor im ewigen Weiß.

Wir wollten nichts wie weg. Doch wir mussten auf unser Flugzeug warten. Das holprige Fußballfeld, auf dem das Flugzeug landen sollte, musste erst von den Schneeverwehungen geräumt werden. Es gab in Kanada nur wenige Piloten, die es wagten, in Thule zu landen. Während der nächsten Tage nahmen wir unsere Schlitten und Segel und ließen uns bei gutem Wind auf dem Eis des Fjords umhertreiben und segelten mit den Schlittenhunden um die Wette. Es dauerte noch ein paar weitere Tage, bis uns ein kleines Flugzeug nach Resolute Bay brachte, ein kleines Dorf an der Nord-West-Passage in Kanada.

Reinhold sagte mir später, Grönland sei seine schönste Expedition gewesen. Ich denke auch sehr gerne an die gemeinsamen Tage zurück. Wir hatten als Team sehr gut funktioniert. Im Norden Kanadas warteten wir schließlich auf einer Polizeistation auf unseren Weiterflug nach Montreal. In der Station hing eine große Nordpolkarte. Wir stellten uns hin, studierten sie, beschlossen, als Nächstes den Nordpol in Angriff zu nehmen. Wir fuhren mit den Fingern auf der Karte mögliche Routen ab. Reinhold nahm die Karte von der Wand, schnappte sich einen Zirkel vom Schreibtisch eines der Polizisten, berechnete damit bereits die Kilometer einer Nordpolüberquerung.

In dem Moment wurde mir seine Sucht nach Grenzgängen bewusst. Und ich bemerkte, dass ich nun auch in diesen Sog geraten war.

Das nächste Abenteuer konnte kommen.

Am Tag nach der Landung in Mailand ging ich wieder zur Arbeit. Ins Krankenhaus. Zu meinen Frühchen. Und träumte abends vom Nordpol.

~

Ich schaue auf mein Kind und denke: Das ist das schwächste aller Lebewesen, so klein, so zerbrechlich, alle Kraft kommt von außen, von den Maschinen, an denen es hängt.

Dann merke ich, nein, es ist ganz anders, die allergrößte Kraft kommt von meinem Kind selbst. In ihm drin ist der Maschinenraum, das Epizentrum der Energie.

Ein Glücksgefühl durchströmt mich. Ja, wir, die Eltern, die Ärzte, die Maschinen sind nur Brückenbauer. Das Kind kämpft, es will, es kann, es lebt. Ilay wird es schaffen.

Die Ärzte der Neonatologie bieten meiner Frau an, mit Ilay in ein Einzelzimmer der Kinderstation umzuziehen. Ein erster kleiner Schritt. Sie sagen, das sei möglich, weil er nun völlig selbstständig atmet. Sie sagen, das würde ihm guttun, die Mutter bei sich zu haben.

Sie ziehen um. Ich bleibe abends lange bei ihnen. Es fällt mir schwer, wieder zu gehen. Meine neue, kleine Familie zurückzulassen. Ich küsse sie. Nur das Piepen und Blinken der Maschine stört die Idylle.

~

STILLE

Auf einer Neugeborenen-Intensivstation ist es oft sehr laut, die Alarme der Überwachungs- und Beatmungsgeräte piepsen unaufhörlich. Doch nach einiger Zeit verlieren sich die Geräusche im Hintergrund. Man nimmt sie nicht mehr wahr. Dann ist es still.

Vor allem, wenn ein Kind stirbt.

Der Tod gehört normalerweise nicht zu unserem ärztlichen Tun, jeder Arzt muss aber lernen, mit ihm umzugehen, ein Verhältnis zum Tod zu entwickeln, Emotionalität und Rationalität in Einklang bringen.

Gleichgültigkeit und Zynismus sind oft nur ein Schutzmechanismus, eine große Unsicherheit, ein fehlendes Selbstvertrauen dem Tod gegenüber, eine Flucht vor der Stille.

Frühchen verfügen über beeindruckende Reserven und Energien, kämpfen sich nach Rückschlägen oft wieder zurück, gehen den Weg über ihre Brücke ins Leben. Aber manchmal kann man auch das Gegenteil davon beobachten, sie verlieren schnell ihre Energien, verwelken, werden still, sterben.

Man will es nicht wahrhaben, versucht dem Tod zu trotzen, die letzten Reserven zu mobilisieren, sich dagegen aufzubäumen, gegen diese Leere, Stille.

Deshalb ist der Tod immer und für alle ein tragisches Geschehen, unabhängig davon, ob ein Kind eine Stunde, einen Tag, eine Woche oder einen Monat alt war. Die Stille in dem Moment ist immer dieselbe, eine emotionale Ausnahmesituation für die Eltern, für uns alle. Worte werden dabei unwichtig, überflüssig, sie stören nur.

Früher hielt man die Eltern oftmals vom sterbenden Kind fern, dies wurde als eine Art Schutzmaßnahme verstanden. Der Tod war häufig nur eine rationale Feststellung: Ihr Kind ist verstorben. Man ließ die Eltern mit dieser Aussage alleine, meinte, als Arzt alles getan zu haben.

Das war Zynismus.

Eltern haben das Recht, bei ihrem sterbenden Kind zu sein. Und auch das sterbende Kind hat das Recht, in Würde im Beisein seiner Eltern zu sterben.

Es braucht als Arzt den Willen, sich mit diesen Extremsituationen auseinanderzusetzen, sich nicht zurückzuziehen, es braucht die Kraft, die Stille zu ertragen, die gequälten Blicke, die Verzweiflung.

Das Sterben ist kein Versagen, es ist ein Loslassen.

Das Sterben eines Kindes ist eine Erfahrung, die dich fordert und an dir zehrt. Eine Erfahrung, die dich in deiner Geschichte immer begleiten wird, die dich prägt, die Angst vor der Stille mildert und die Auseinandersetzung mit dieser ertragbar macht.

Gerade wir Neonatologen müssen lernen, am Grat zwischen Leben und Tod das Gleichgewicht zu halten – um uns nicht zu verlieren.

Das stille Weinen – ich habe nie ein lautes gehört – der Mutter, des Vaters, auch der Pflegerinnen, eines Arztes, das eigene, das vergisst man nie mehr.

Man hat diese Kinder berührt, ihre Wärme, ihre Zartheit, die Zerbrechlichkeit, die Verletzlichkeit gespürt, ihre verblassenden Augen, das Zusammenfallen, das verlorene Leben gesehen. Aber auch das entspannte, friedliche kleine Gesicht am Ende, wenn alles vorbei ist.

Das tote Kind im Arm, der lange Abschied, das letzte Bild, der letzte Kuss auf die kleine Stirn oder das Streicheln der Wange helfen auf dem Weg aus dieser Stille. Eine Hand auf der Schulter, eine Umarmung ist für die Eltern dann wichtiger als viele Worte. Leider haben wir das oft verlernt.

Die Emotionalität in diesen Momenten muss man lernen, muss man leben, als Elternteil, als Arzt, als Betroffener.

Oft bricht eine Welt zusammen, manchmal zerbrechen Beziehungen oder verlieren sich in einem Abgrund aufgrund dieser eintretenden Stille, Vertrauen bricht, die Zukunft verschwimmt.

Traurigkeit für uns, die wir zurückbleiben, Abschied von einem kurzen, zu kurzen Leben.

Manche Schicksale werde ich mein Leben lang nicht vergessen.

Mara* kam in der 23. Schwangerschaftswoche zur Welt und wog nur 430 Gramm. Ihre Mutter wurde aufgrund eines HELLP-Syndroms eingeliefert, einer schwerwiegenden, schwangerschaftsbedingten Erkrankung. Die plötzlich auftretende Krankheit geht einher mit Leberfunktionsstörungen, Bluthochdruck, einer dramatischen Verminderung der Thrombozyten. Lungenödeme, Nierenversagen und Hirnblutungen können dazukommen.

Eine lebensbedrohliche Situation für Mutter und Kind.

Wir versuchten noch die Lungenreifungsprophylaxe durchzuführen, doch vier Stunden später hatte sich die Situation der Mutter derart verschlechtert, dass wir uns für einen Kaiserschnitt entscheiden mussten.

In der 23. Schwangerschaftswoche geborene Kinder sterben mit einer Wahrscheinlichkeit von 70 Prozent. Viele der Überlebenden haben gravierende kognitive oder motorische Beeinträchtigungen. Wir besprechen diese Problematiken, wenn möglich mit der Mutter, die sich der Entscheidung des Eingreifens bewusst sein muss.

In diesem Fall gab uns die Mutter ihre Zustimmung. Hätte sie einer aktiven Behandlung nicht zugestimmt, wäre Mara auf die Welt gekommen, wir hätten sie der Mutter in den Arm gelegt, wo sie verstorben wäre.

Dem Kind ging es schlecht, es atmete nicht, hatte aber eine Herzfrequenz von 80 Schlägen pro Minute. Ich reanimierte es im Kreißsaal mit einer positiven Druckbeatmung. Nach zwei Minuten erhöhte sich die Herzfrequenz auf über 100 Schläge pro Minute, die Sauerstoffsättigung blieb im unteren Normbereich, doch eine Spontanatmung setzte nicht ein. Also intubierte ich das Kind und schloss es an eine Beatmungsmaschine an; von da an erholte es sich sehr schnell, Herzfrequenz, Hautfarbe, Sauerstoffsättigung, Muskeltonus. Ich legte die Katheter, noch nie hatte ich das bei einem so kleinen Kind gemacht, aber es funktionierte.

Mit einer Sauerstoffzufuhr zwischen 21 und 30 Prozent verlegten wir Mara auf unsere Station.

Die Atmung funktionierte besser, als wir zu hoffen gewagt hatten, alle Parameter waren stabil, das Kind aktiv. Die Umstellung vom fetalen auf den neonatalen Kreislauf bereitete jedoch einige Schwierigkeiten. Wir mussten den Kreislauf unterstützen, und da Mara fast keine weißen Blutkörperchen hatte, also kaum Abwehrkräfte besaß, eine Antibiotikatherapie beginnen.

Am zweiten Lebenstag mussten wir eine Bluttransfusion durchführen.

Am dritten Tag konnten wir die Mutter zu Mara bringen. Der Vater war von Anfang an beim Kind gewesen. Wir waren alle sehr zuversichtlich.

Die Verbindung zwischen Lungenarterie und der Aorta-Hauptschlagader, der *Ductus Botalli*, verschließt sich normalerweise in den ersten Lebenstagen. Bei Mara blieb die

Verbindung offen, und wir versuchten sie pharmakologisch zu verschließen, um eine Operation zu umgehen. Der Versuch gelang, die Verbindung verschloss sich.

Nach knapp einer Woche hatte sich das Kind vollkommen stabilisiert. Wir reduzierten die Kreislaufunterstützung, fuhren die intensivmedizinischen Maßnahmen Schritt für Schritt zurück. Mara bekam schon mehrere Milliliter Muttermilch.

Am zehnten Lebenstag entwickelte das Kind plötzlich eine Herzinsuffizienz. Die Verbindung zwischen Herz und Lunge hatte sich erneut geöffnet. Die Lunge wurde mit Blut überflutet, eine massive Lungenblutung war das Ergebnis. Die Beatmung wurde zunehmend schwieriger.

Der Kreislauf brach zusammen, und der Allgemeinzustand des kleinen Mädchens verschlechterte sich zusehends, trotz der aggressiven Behandlung. Wir mussten eine Entscheidung treffen. Mara war an der Grenze der Lebensfähigkeit, wir mussten uns rein rational eingestehen, dass wir eigentlich keine Chance mehr hatten. Wir besprachen alles mit den Eltern, alle waren zutiefst enttäuscht, traurig, geschockt. Wir hatten zehn Tage lang rund um die Uhr für Mara gekämpft. Alles umsonst? Gemeinsam mit den Eltern beschlossen wir, die intensivmedizinische Betreuung völlig zurückzunehmen.

Mara verstarb im Arm der Mutter, im Beisein des Vaters. Die betreuende Pflegerin und ich blieben bei ihnen, bis zuletzt.

Es tut den Eltern gut, wenn wir beim Sterben dabei sind. Es war aber auch für mich als Arzt, als Mensch gut, dabei zu sein. Es ist richtig so.

Der Monitor zeigt nur noch eine Nulllinie, man hört den Alarm des Atemgeräts. Ich sehe die Verzweiflung im Blick der Mutter. Sie will es nicht wahrhaben, obwohl sie wusste, dass dieser Moment kommen wird. Kommen muss. Doch keine Mutter, kein Vater will ihn akzeptieren.

Ich habe gelernt: Das Sterben ist etwas anderes als das Totsein. Das Sterben gehört noch zum Leben, der Tod nicht mehr.

Ich sage leise: Jetzt ist es tot. Ihr Kind hat keinen Herzschlag mehr.

Eltern können das tote Kind nicht gleich loslassen. Sie dürfen beim Kind bleiben. So lange sie wollen. Auch eine ganze Nacht lang. Dieser Abschied ist der schwierigste ihres Lebens. Sie wissen genau, wenn sie jetzt loslassen, psychisch und physisch, dann bekommen sie ihr Kind nie wieder. Denn es ist tot, für immer. Unumkehrbar.

Frederik* kam mit einem angeborenen Herzfehler zur Welt, mit einer schweren Kardiopathie. Nach damaligem Kenntnisstand hatten wir es mit einem Grenzfall zu tun, bei dem sich ebenso wie bei Mara die Frage stellte: behandeln oder nicht?

Die Prognose für ein Überleben war äußerst gering und die voraussichtliche Lebensqualität bei einer erfolgreichen Operation sehr ungewiss.

Es hatte sich zunächst um eine normale Schwangerschaft gehandelt, um eine völlig unauffällige Termingeburt. Das Kind kam auf das Neugeborenenzimmer, nicht auf unsere Station. Ich schaute mir Frederik am zweiten Lebenstag routinemäßig an und bemerkte: Der kleine Junge hat ein Problem. Die Herzgeräusche waren unauffällig, doch das Kind hatte einen sehr schwachen Puls in den unteren Extremitäten.

Ich teilte den Eltern meine Sorge mit.

Bei einem Herzultraschall stellten wir fest, dass eine sehr schwere, angeborene Herzkrankheit vorlag, die damals fast nur experimentell behandelt wurde. Die Aorta war nicht richtig ausgebildet, die linke Herzhälfte und die Herzklappen hatten sich nicht richtig entwickelt.

Erneut sprach ich lange mit den Eltern. Sie baten mich, alles Menschenmögliche für das Kind zu tun. Alles zu versuchen.

Uns war klar, dass es mehrerer chirurgischer Eingriffe bedurfte und auch, dass in einigen Jahren außerdem eine Herztransplantation notwendig sein würde.

Wir brachten das Kind mit dem Helikopter in eine nahe gelegene Universitätsklinik. Ich flog mit.

Ein erster chirurgischer Eingriff am offenen Herzen garantierte das zeitweilige Überleben. Der Eingriff verlief gut, wir waren zuversichtlich.

Frederik blieb einige Wochen in der Klinik, die Eltern waren bei ihm. Nach einigen Tagen jedoch verschlechterte sich plötzlich die Atmung, der erste Eingriff musste wiederholt werden, die Sauerstoffversorgung war schlecht. Die Lunge funktionierte nicht.

Mit einem komplexen Eingriff versuchte man nun, die Lunge auszuschalten, in die Venen und Arterien Katheter zu legen, um das Blut direkt mit Sauerstoff versorgen zu können.

Erneut erholte sich das Kind etwas. Erneut schöpften die Eltern Zuversicht.

Der zweite chirurgische Eingriff wurde vorgenommen, er verlief ebenso problemlos. Frederik brauchte aber einen Herzschrittmacher und wurde weiterhin beatmet, er stabilisierte sich.

Am 24. Dezember holte ich ihn nach Bozen zurück. Es war einer der schlimmsten Hubschrauberflüge meines Lebens.

Wir gerieten plötzlich in einen nicht vorhersehbaren Schneesturm. Der Pilot versuchte, dem Sturm auszuweichen, indem er tiefer in das Tal flog, die Sichtverhältnisse waren katastrophal. Ich fürchtete, dass wir abstürzen würden, ich sorgte mich aber noch viel mehr um das Wohl von Frederik, der auch während des Flugs intensivmedizinisch betreut werden musste.

Der erfahrene Pilot schaffte es schließlich, am Krankenhaus von Bozen zu landen. Alles schien gut.

Die Eltern waren aufgrund der beiden positiven chirurgischen Eingriffe zuversichtlich. Ihre Erwartungen waren groß, sie hatten keinerlei Zweifel daran, auch die nächste Etappe zu schaffen: Frederik von der Atemmaschine wegzubekommen, ihn wachsen zu lassen, dann einen weiteren Eingriff vorzunehmen.

Wir waren jedoch nicht imstande, das Kind von der mechanischen Beatmung wegzubekommen. Wir konnten den Sauerstoff und die Kreislaufunterstützung nicht zurückfahren, Frederik entwickelte schwere kardiale Krisen, Herzfrequenzabfälle, Blutdruckabfälle. Ich sprach oft mit den Eltern, versuchte ihnen die fast aussichtslose Lage ihres Kindes zu erklären, doch sie fokussierten sich ausschließlich auf das Erreichen des nächsten Zieles: auf den nächsten chirurgischen Eingriff.

Ich sah die Situation von einem anderen Standpunkt aus. Ich sah, dass das Kind über Wochen keinen Fortschritt mehr machte. Es hätte längst schon ohne Atemmaschine atmen müssen. Es hätte längst schon ohne den Herzschrittmacher auskommen sollen. Aufgrund des klinischen Verlaufes und der Schädelsonografien war von schweren zerebralen Schäden auszugehen. Einen Weg zur nächsten Operation sah ich nicht.

Wir liefen den stets neu entwickelten Problemen des Kindes nur mehr hinterher. Wir waren nur noch dabei, Löcher zu stopfen. Das ist das Schlimmste, was in der Intensivmedizin passieren kann. Löcher stopfen. Wir lenkten das Kind nicht mehr. Es entzog sich uns.

Ich versuchte, das alles den Eltern zu erklären. Aber sie hörten nicht auf mich. Sie setzten alles Vertrauen in den Kardiochirurgen, in die nächste Operation. Sie hofften, nach der nächsten Operation würde alles gut werden.

Sie sahen, dass sich die Situation des Kindes auf unserer Station verschlechterte, zudem teilte ich ihnen mit, dass das Kind eine körperliche Beeinträchtigung entwickeln würde, deren Ausmaß nur schwer zu definieren war. Der Schweregrad des motorischen Handicaps war im Moment nicht abzusehen.

Mir wurde immer bewusster, dass wir das Kind auf lange Sicht nicht retten konnten.

Die Eltern merkten, dass ich nicht mehr an einen Erfolg glaubte. Ich sprach das schließlich auch offen aus.

Ich fragte immer wieder: Sind wir sicher, dass wir immer noch den richtigen Weg bestreiten? Den Weg, den auch das Kind gehen will?

Ich sagte: Vielleicht wäre es eine Erlösung für Frederik, bei der nächsten kardialen Krise nicht mehr intensiv-medizinisch behandelt zu werden.

Die Eltern akzeptierten meine Einwände nicht. Ich verstand sie, sie hatten bereits so viel Energie in ihre Hoffnung auf ein Überleben dieses Kindes investiert. Mittlerweile Wochen, Monate. Dieses Schicksal zerrte an ihnen, auch an ihrer Beziehung.

Eine überaus schwierige Situation.

Frederiks Eltern wollten nicht mehr mit mir diskutieren. Sie stießen an ihre Grenzen. Physisch wie psychisch. Und wir, das behandelnde Team, hatten das Gefühl, das Falsche zu tun.

Die Eltern wollten, dass wir das Kind baldmöglichst wieder auf die Universitätsklinik verlegen. Es war ihnen nicht klar, dass in diesem Zustand eine weitere Operation nicht möglich und eine Verlegung für Frederik lebensbedrohlich war. Sie hatten sich völlig in ihre blinde Hoffnung verrannt.

Die Diskussion erstreckte sich über weitere Tage. Sie suchten wieder das Gespräch mit mir, wir sprachen über so vieles. Sie sprachen auch viel über ihre Beziehung. Ich hörte zu, begann vieles zu verstehen.

Eines Tages kamen sie zu mir in die Station. Ich sah bereits beim ersten Blick, dass ihre Anspannung verschwunden war. Sie sagten mir: Wir möchten beide, dass Frederik bei der nächsten Krise nicht mehr unterstützt wird.

Ich denke, Chirurgen machen den Eltern nach einer Operation immer zu viel Hoffnung. Der Chirurg tut alles, um eine Operation erfolgreich zu Ende zu bringen. Er will unbedingt, dass seine Operation erfolgreich ist. Er braucht das für sein Selbstvertrauen. Er vergisst im Angesicht der Operation aber oft den Menschen, das Kind. Sein Gespräch mit den Eltern bezieht sich nur auf die erfolgreiche Operation. Was aber ist ein chirurgischer Erfolg? Geht es wirklich nur um die gelungene OP? Geht es nicht eigentlich um viel, viel mehr?

Diese verschiedenen Sichtweisen der Neonatologen und der Chirurgen habe ich im Laufe meiner Karriere immer wieder erlebt.

Im Fall von Frederik denke ich, es hat einfach diese Zeit gebraucht, damit die Eltern akzeptieren konnten, dass ihr Kind auch sterben kann. Es brauchte die Zeit, um loslassen zu können.

Ich bin davon überzeugt, dass Frederiks Eltern die richtige Entscheidung getroffen haben. Ihr Kind sollte nicht unterwegs oder auf dem Operationstisch sterben.

Wir legten Frederik in die Arme der Eltern. Es war das erste Mal, dass sie ihr Kind ohne Kabel und Maschinen halten konnten. Der Kleine starb innerhalb von wenigen Stunden.

An jedem 24. Dezember erinnere ich mich seitdem an Frederik, an unseren gemeinsamen Hubschrauberflug, bei dem wir fast abgestürzt wären.

Ich schrieb allen Eltern, deren Kind bei uns verstarb, etwa einen Monat nach dessen Tod einen Brief. Darin fasste ich jeweils kurz die Geschichte des Kindes zusammen, brachte die Entscheidungen zu Papier, die wir gemeinsam getroffen hatten.

Ich bot den Eltern in dem Brief stets an, auf ein letztes Gespräch vorbeizukommen. Dieses Angebot wurde von einem Großteil der Mütter und Väter auch tatsächlich angenommen. Manche kamen Wochen später vorbei, manche am ersten Jahrestag.

Diese Gespräche waren immer angenehm, fast nie habe ich irgendwelche Zweifel oder Anschuldigungen erfahren. Es waren gute Gespräche über den Tod, über den Schmerz, über den Umgang mit Verlust. Mir persönlich haben diese Gespräche viel gebracht. Ich habe viel daraus gelernt.

~

Ich sitze nachts auf unserer Terrasse und trinke ein Bier, esse ein Stück Pizza. Ich genieße die laue Sommerluft, immer wieder schaue ich in Ilays Zimmer. Es ist fertig eingerichtet, es wartet nur noch auf ihn. Alles wird gut, denke ich. Alles ist *gut.*

Mein Handy brummt. Schlagartig kehrt die Angst zurück. Wer kann das schon sein, um diese Zeit? Ich schiebe den Pizzakarton beiseite. Meine Frau. Sie schluchzt. Sie klingt verzweifelt. Ilay. Es gehe ihm nicht gut. Er habe so komische Zuckungen. Wie bei einem epileptischen Anfall.

Eben noch hatte mich das Bier mit Zufriedenheit umhüllt, nun macht mich die Panik hellwach. Plötzlich bin ich stocknüchtern. Die Angst um meinen Sohn ist wieder da. Sie ist so viel stärker, als die Angst um einen selbst je sein kann. Weil die Liebe zu ihm, den ich erst seit ein paar Wochen kenne, eben auch so viel stärker ist. Ich komme gleich, Schatz. Ich laufe zum Auto, rase durch die Nacht in Richtung Krankenhaus.

~

DER WERT DES LEBENS

Leben. Was bedeutet das? Ich habe im Laufe meiner Karriere immer wieder über diese scheinbar einfache Frage nachgedacht. Als Arzt, der Frühchen ins Leben hilft. Als Abenteurer, der sich den Gefahren der Natur aussetzt.

In Grönland lebten mein Bruder und ich Tag für Tag in einer unwirtlichen Landschaft. Da erlebte man hautnah, was Leben ist. Wie wichtig es ist, das Leben wirklich zu spüren. Aber auch, wie sehr man daran hängt.

In jenen Momenten im Zelt, als um uns herum der Sturm wütete, merkte ich: Das Leben hängt an einem dünnen Faden, man muss dafür kämpfen, darf nicht aufgeben, muss immer in Richtung Leben gehen.

In einem gewissen Sinne sind Frühchen auch so einem Sturm ausgesetzt.

Die schützende Station ist für sie das, was für uns das schützende Zelt war.

Die Kraft, die ich allein durch die Nähe meines Bruders spürte, war ebenso wichtig in diesen schweren Momenten, wie es für die Kinder die Kraft ist, die durch die Nähe zu den Eltern, Schwestern, Ärzten entsteht.

Völlig allein, ohne jegliche Unterstützung durch andere Menschen, wäre man verloren. Im Eis, als Frühchen.

Ich war nie ein Einzelgänger in meinem Leben. Ich brauche Menschen um mich herum. Ich brauchte meinen Bruder im Ausgesetztsein. Jemand, mit dem ich reden kann. Jemand, mit dem ich meine Angst teilen kann und auch meine Freude.

In der Einsamkeit merkst du, ob du verlassen bist oder ob du dich auf jemanden verlassen kannst.

Das Neugeborene spürt das auch. Es spürt, ob es in seiner Hilflosigkeit unterstützt wird.

Ich habe immer wieder den Weg in die Freiheit gesucht, aber auch immer wieder den Weg zurück in die Arbeit, in das gesellschaftliche System gefunden.

Ich brauche die Freiheit, immer wieder ausbrechen zu dürfen, um extreme Erfahrungen machen zu können, und dann zurückzukehren und diese Erfahrungen in meinem Umfeld wieder in einem positiven Sinne einzubringen. Frei sein ist für mich extrem wichtig, aber ebenso wichtig ist es für mich, darin Grenzen zu erkennen, um nicht als *einsamer Wolf* zu enden.

Ich wollte nie irgendwo alleine als Arzt tätig sein, ich brauche ein Team, ein positives Umfeld. Ich habe gelernt, ein Team zu führen, eine Gruppe mitzunehmen, Kompromisse zu machen. Ich wollte die Medizin, das Arzt-Sein, die Neonatologie weiterbringen. Die Tür für meine Zukunft aktiv öffnen. Das macht für mich das Leben aus. Den Wert des Lebens.

Es geht dabei nicht um das Leben um jeden Preis. Nicht um das Sammeln von Lebensjahren an sich. Es geht vielmehr um selbstbestimmtes Leben! Um ein freies Leben! Um das Ablegen von Zwängen! Um Offenheit für Veränderungen! Um Visionen! Es geht ums Erleben.

Erleben, das macht den Wert des Lebens aus.

Natürlich muss man bereit sein, dafür Risiken einzugehen. Das Leben ist lebenswert, gerade weil man Fehler macht – machen muss.

Das Leben ist lebenswert, wenn man immer wieder Kapitel abschließt, die Erfahrung daraus mitnimmt, speichert und ein neues Kapitel aufschlägt.

Durch Grenzerfahrungen im Rahmen von Abenteuern, aber auch durch berufliche Grenzerfahrungen, besonders in der Neugeborenen-Intensivstation, habe ich eine enge Beziehung zum Leben entwickelt. Zu meinem eigenen Leben. Und zum Leben anderer.

Diese Beziehung zum Leben gibt Lebensfreude, Lebenskraft, Zuversicht, und all das kann man anderen weitergeben. Auch den Kleinsten. Es ist die Basis der non-verbalen Kommunikation.

Ich habe auch mit meinem Bruder im Eis oft den ganzen Tag über kein einziges Wort gewechselt. Dennoch haben wir ständig kommuniziert. Auf eine ganz eigene, magische Art.

Man sieht im Kampf um die Frühchen wie im Abenteuer, wie wertvoll das Leben ist. Man lernt, dafür zu kämpfen. Man gibt sich nicht auf.

Ich habe versucht, die Kinder durch meine eigenen Grenzerfahrungen zum Leben zu animieren. Ihnen Kraft zu geben.

~

Sie haben Ilay zurück in die Neonatologie gebracht. Zur Sicherheit, sagen sie. Seien Sie nicht besorgt, sagen sie. Das ist kein epileptischer Anfall gewesen, versichern sie mir. Das waren Zuckungen, die Neugeborene oft beim Aufwachen haben.

Ich mache das, worüber ich bei anderen Patienten immer geschmunzelt hatte. Ich googele. Neugeborenes. Epileptischer Anfall. Nichts. Frühchen. Epileptischer Anfall. Nichts. Sie haben wohl recht. Ich schäme mich ein wenig, gegoogelt zu haben. Nicht vertraut zu haben.

Andererseits: Ist das nicht normal? Sei nicht besorgt! Wenn das so einfach wäre. Ein Rückschlag, denke ich. Ich sorge mich um Ilay – und um meine Frau. Sie ist völlig erschöpft. Sie zittert, sie weint. Wir zittern zusammen, wir weinen zusammen. Ich nehme sie in den Arm, drücke sie an mich, spüre sie. Mir wird bewusst, wie lange ich das schon nicht mehr getan habe. Mir wird bewusst, wie gut das tut. Ihr. Mir. Uns wird bewusst, wie viel Energie wir in den vergangenen Wochen hervorgebracht haben, Ilay gegeben haben. Kaum noch Reserven.

Weiter.

Wir schaffen das.

Alles wird gut.

~

SCHEITERN AM NORDPOL

Der Nordpol war eine kühne Idee. Zu kühn – doch das wussten wir während unserer Planung noch nicht. Nach der erfolgreichen Grönland-Durchquerung 1993 waren wir nun, zwei Jahre später, felsenfest der Meinung: Den Nordpol schaffen wir ebenso.

Erneut war unser Plan, ohne jegliche Hilfsmittel von außen loszuziehen, zu Fuß, mit zwei Schlitten und Segeln, von der Küste Nordsibiriens, von Sewernaja Semlja bis Cap Columbia nach Kanada. Sämtliche modernen Expeditionen seit 1968, rund 30 an der Zahl, hatten dies nicht gewagt. Vielmehr bedienten sie sich entweder der Luftunterstützung mittels eingeflogener Depots entlang der Strecke oder wurden am Pol von einem Flugzeug abgeholt.

Die Grönland-Durchquerung betrug 2200 Kilometer. Die Nordpol-Durchquerung sollte 2000 Kilometer betragen. Aber die Verhältnisse und äußeren Umstände waren ungleich schwieriger. Das Packeis am Pol ist kein fester Panzer wie in Grönland, es schwimmt vielmehr auf dem arktischen Meer zwischen dem Kontinent Amerika und Eurasien und ist einer Drift ausgesetzt. Es konnte sein, dass man 20 Kilometer lief, aber am Abend bemerkte, dass man keinen einzigen Kilometer vorangekommen war, womöglich sogar um einige Kilometer zurückversetzt wurde.

Wir wussten, dass dieses Unterfangen weitaus komplexer war als die Grönland-Unternehmung. Wir waren jedoch so sehr vom Erfolg der gelungenen Grönland-Expedition durchdrungen, dass wir jegliche Warnzeichen ignorierten.

Wir hatten die Geschichte der Expeditionen am Pol studiert, viel darüber gelesen, diskutiert.

Immer und immer wieder las ich das Buch unseres gemeinsamen Freundes Christoph Ransmayr, »Die Schrecken des Eises und der Finsternis«. Er schreibt darin über das Schicksal der österreichisch-ungarischen Nordpol-Expedition von 1872 bis 1874 rund um Julius Payer und verknüpft sie mit der fiktiven Geschichte eines jungen Italieners, der sich ein Jahrhundert später auf Payers Spuren begibt und im Eis verschwindet.

Immer wieder brüllt sie das Eis an, der Tod.[8]

Diese Zeilen haben mich nicht wieder losgelassen. Genauso ist es auch mir ergangen. Unterwegs habe ich – davon inspiriert – einen ähnlichen Satz in mein Tagebuch geschrieben.

Das Eis brüllt dich an, der Tod. Finsternis, Kälte,
Einsamkeit auf der eisigen Bühne.

Wir waren von St. Petersburg nach Chatanga, einem kleinen Ort in Nordsibirien, geflogen. Ein Kettenfahrzeug brachte uns durch verschneite, vereiste und menschenleere Siedlungen zu einer Wetterstation, einer Militärbasis, nahe der Küste.

Wir waren früh gestartet, im März. Zu früh. Man hatte uns gesagt, die Wetterbedingungen seien sehr gut, es würde nur wenige Eisbrechungen geben, die gefährlichen Eiszonen nahe der Küste sollten relativ ruhig und relativ flach sein. Das Eis drückt in diesen Breitengraden nämlich immer gegen das Festland, zerbricht und türmt sich auf.

Wir waren sehr gut vorbereitet, physisch, psychisch, auch ernährungstechnisch. Das Material und die Laufflächen der Schlitten hatten wir in Spitzbergen getestet. Die Segel waren jene aus Grönland, wir nahmen jedoch nur die kleineren mit.

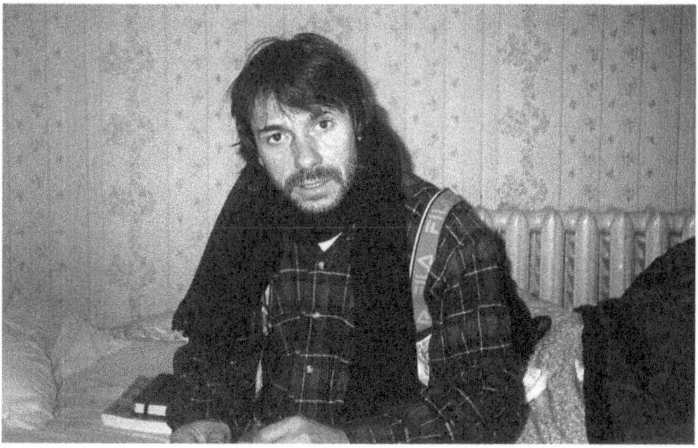

In der Wetterstation einer Militärbasis in Nordsibirien: Enttäuscht und gezeichnet nach meiner gescheiterten Nordpol-Expedition mit Reinhold

Die Schlitten wogen je 130 Kilogramm.

Wir hatten uns mit einem Hubschrauber der russischen Militärstation an der Grenze zum Festland von Sibirien aussetzen lassen. Plötzlich waren wir alleine. Der Hubschrauber verlor sich in der Ferne, sein Geräusch verhallte. Das Kreischen und Quietschen des Eises war zunächst vollkommen ungewohnt, die Kraft dahinter aber von nun an allgegenwärtig, die Einsamkeit und Ausweglosigkeit greifbar. Es gab kein Zurück mehr.

Wir zogen los.

90 Tage sollten wir höchstens unterwegs sein, das war der Plan.

Doch schon am ersten Tag hatten wir riesige Probleme mit einem Eisbären. Der Bär kam auf uns zu, näherte sich in einem Halbkreis, versuchte, uns den Weg abzuschneiden. Er blieb immer in Sichtweite. Er war schlau. Er versteckte sich hinter Eisbergen, hielt sich die Tatze vor die Nase, den einzigen schwarzen Punkt im ewigen Eis. Wir wussten aus der Literatur, dass Eisbären sich so versteckten.

Wir waren bewaffnet, uns war jedoch bewusst, dass wir keinen Eisbären schießen durften. Von Freunden, die bereits Erfahrungen mit Nordpol-Expeditionen hatten, hatten wir uns ein Gewehr und weiteres Abwehrmaterial besorgt: Leuchtraketen, Schreckschusspatronen, Geschosse, die Licht und Geräusche verursachten.

Der Bär kam immer näher.

Ein Zeichen, dass er hungrig war. Er stellte sich auf die Hinterbeine, so war er zweieinhalb Meter hoch, mindestens. Er wog wohl an die 400 Kilo, wenn nicht mehr.

Endlich gelang es uns, ihn durch den Abschuss von Leuchtraketen zurückzudrängen. Aber das mulmige Gefühl blieb und verstärkte sich noch, als es dämmerte. Als wir das Zelt aufstellten. Als wir mit unseren Skistöcken und einem Seil mit Lichtstreifen und Glöckchen einen Zaun um das Zelt herum aufstellten.

Irgendwo da draußen war er, während wir schliefen.

Bereits am nächsten Tag bemerkten wir: Das Wetter schlägt vollkommen um. Es war nicht so, wie man es uns in der russischen Wetterstation prognostiziert hatte. Riesige Eisaufwürfe, gigantische Eisbrocken bewegten sich in Richtung Küste, an uns vorbei – nach Süden, nach Sibirien. Wie ratternde Züge. Die Eisblöcke stapelten sich zehn und mehr Meter hoch. Sie waren immer in Bewegung und rissen mit tosendem Lärm weiteres Eis auf. Wir mussten immer wieder um diese Eisberge herumgehen, die schweren Schlitten oft abschnallen, sie zu zweit über Eisbarrieren hochziehen, auch riesige Umwege um offene Wasserstellen machen.

Alles entwickelte sich völlig anders, als wir es uns vorgestellt hatten.

Am Abend des dritten Tages schien sich die Lage etwas zu beruhigen. Die Eisdrift war fühlbar geringer geworden, die aufgeworfenen Eisblöcke schienen kleiner zu werden. Wir stellten unser Zelt an einer offenen Wasserrinne auf, kochten und aßen Fleisch, Gemüse, Schokolade. Wir hatten Tagesrationen von bis zu 5 500 Kalorien, aufgrund der größeren Kälte von bis über minus 40 Grad Celsius und aufgrund der höheren Anstrengung für diese Expedition berechnet.

Wir saßen im Zelt, schrieben ein wenig in unsere Tagebücher, erzählten uns Geschichten, erinnerten uns an unsere gemeinsame Kindheit, sprachen davon, wie wir uns verloren und wiedergefunden hatten.

Plötzlich, gegen Mitternacht, es war gerade noch völlig ruhig um uns herum gewesen, ertönte ein ohrenbetäubender Lärm. Wie in einer alten Stahlfabrik. Ich schaute zum Zelt hinaus, eine riesige Eiswand kam direkt auf uns zu. Lawinenartig, Eisschollen übereinandergeschichtet.

Reinhold schlief, ich weckte ihn aufgeregt. Wir sprangen aus unseren Schlafsäcken, und uns war sofort klar: Wir müssen hier weg. So schnell wie möglich. Wir zogen unsere Windjacken über, die Eiswand kam mit rasanter Geschwindigkeit näher, 30 Meter noch, 20, wir zogen uns hektisch die Handschuhe über, es war uns bewusst, dass dieses Eis uns verschlucken würde. Wir warfen alles Wichtige ins Zelt, nahmen Skier und Stöcke in die Hand und zogen das Zelt und einen der Schlitten hinter uns her – bis auf eine flache, feste, ruhige Stelle im Eis. Dann liefen wir zurück, um den zweiten Schlitten zu holen. Der Lärm rings um uns war ohrenbetäubend, wir sahen nur noch, wie das Eis den zweiten Schlitten verschlang.

Kein Mond, keine Sterne. Eiskalter Wind. Das Krachen des in sich zusammenfallenden Eises. Stundenlang liefen wir weiter, zogen Zelt und Schlitten von Eisscholle zu Eisscholle. Zum Teil über schmale Wasserrinnen hinweg. Nachts im Dunkeln. Das Zelt durften wir auf gar keinen Fall verlieren, alles Überlebenswichtige befand sich darin. An einer offenen Wasserrinne begann ich, auf der Suche nach einem neuen sicheren Platz, von einer Eisscholle zur nächsten zu springen. Geradezu kindlicher Übereifer: Springen, von Stein zu Stein wie in einem Gebirgsbach, nur um keinen Umweg machen zu müssen. Aber ich wusste, eines darf nicht passieren, denn es kann tödlich ausgehen: der Fall ins Wasser. Es hämmerte in meinem Kopf, du darfst nicht ins Wasser fallen. Ich war überzeugt: Ich weiß das. Ich weiß, dass das nicht passieren darf. Nicht passieren wird.

Eine Eisscholle kippte. Ich fiel.

Ist es nun vorbei? Soll ich mich einfach treiben lassen? Abtauchen? Nein, ich schwamm.

Ich wollte, ich musste mich aus dieser Situation wieder befreien. Meine größte Sorge war, unter eine der Eisschollen zu geraten und dort zerdrückt zu werden.

Mein Bruder lief um das offene Wasser herum, ließ Zelt und Schlitten zurück. Er rief. Doch er rief nicht meinen Namen. Günther!, rief er. Immer wieder: Günther! *Günther*. Wie er mich schon einmal im *Whiteout* in Grönland genannt hatte. Er rief den Namen unseres toten Bruders.

Ich schwamm im Polarmeer. Ich bin nicht Günther, dachte ich. Reinhold wurde in dieser Situation, nachts, im Sturm, wieder in die Vergangenheit zurückkatapultiert. Zurück in den Himalaja, zurück an den Nanga Parbat, in den Sturm, als er unseren Bruder beim Abstieg verloren hatte, als Günther unter eine Lawine gekommen war.

Reinhold gelang es, mich aus dem Wasser zu holen, er legte sich an den Rand einer großen Eisscholle, fasste meine Hände und zog mich zurück aufs Eis. Ich fror, die Temperaturen lagen bei minus 48 Grad. Innerhalb weniger Minuten bildete meine Kleidung einen Eispanzer um meinen Körper, und Reinhold mühte sich damit ab, die Eisschicht davon zu entfernen.

Ich weiß nicht mehr, wie lange ich im Wasser gewesen bin. Ich weiß nur: Ich war nicht in Panik. Ich war ruhig. Das habe ich auch in meinem Leben als Arzt gelernt: Panik sollte in keiner Situation aufkommen. Nicht im Beruf – nicht außerhalb. Wenn man panisch wird, vergisst man sich. Mit Panik gehen alle Selbsterhaltungsreflexe verloren. Wenn man panisch wird, verliert man jegliche Kontrolle. Man kann sich nicht mehr auf sich selbst verlassen. Auf seine Fähigkeiten. Seinen Instinkt.

Mein Instinkt sagte mir: Das kannst du schaffen, du kannst schwimmen. Du kannst an der nächsten größeren Eisscholle herauskommen. Rausklettern. Mit Reinholds Hilfe.

Wir zogen weiter, stundenlang, wir spürten die Kälte und hörten das laute Krachen nicht mehr, es ging für uns beide in diesem Eischaos nur noch ums nackte Überleben. Durch unsere Körper rauschte das Adrenalin. Das Laufen hielt mich am Leben. In den frühen Morgenstunden erreichten wir eine feste Eisscholle, der Sturm hatte sich inzwischen gelegt, das Eis sich beruhigt. Wir stellten das Zelt auf, wärmten uns, stärkten uns, schliefen.

Am nächsten Tag fragten wir uns: Was machen wir jetzt? Wir hatten noch die Hälfte unseres Proviants. Ob unser Satellitengerät noch funktionierte, wussten wir nicht. Mit dem einzigen verbliebenen Schlitten wären wir zum Nordpol gekommen, aber nicht weiter.

Unser Ziel war es aber, über den Pol von Sibirien nach Kanada zu gehen, nicht nur den Pol zu erreichen, um uns von dort dann ausfliegen zu lassen. Nur den Pol erreichen, das hatten schon viele andere vor uns geschafft.

Wir entschieden uns, das Ganze abzubrechen. Zurückzugehen. Bis zur nächsten Station in Sibirien, bis zu den ersten Menschen, zur Zivilisation, würden wir drei Wochen brauchen. Dafür reichte der Proviant noch.

Wir liefen nach Süden. Zu zweit mit nur mehr einem Schlitten kamen wir zügig voran. Gleichzeitig setzten wir über das GPS-Gerät einen Notruf ab, ohne zu wissen, ob dieser überhaupt jemanden erreichen würde.

Das Wetter war gut, die Sonne brannte vom Himmel, das Eis um uns herum: ein Trümmerhaufen. Wir liefen den ganzen Tag. Schweigend, enttäuscht. In der darauffolgenden Nacht weckte mich Reinhold. Er fragte mich, ob ich auch das Geräusch höre. Ja, wir hörten die Propeller des russischen Hubschraubers. Unser Signal war angekommen. Sie hatten uns gefunden. Die Expedition war zu Ende. Das war's. Schade, dachte ich im ersten Moment. Ich wäre gerne noch einige Tage im Eis geblieben. Ich hatte mich wieder gut gefühlt. Doch wir waren kläglich gescheitert. Ich bin sprichwörtlich ins Wasser gefallen.

~

Warten, immer wieder dieses verdammte Warten. Und wenn sich das mit der Sauerstoffsättigung nie ändert? Was dann? Dürfen wir dann trotzdem irgendwann nach Hause? Auf gut Glück? Oder müssen wir dann für immer hierbleiben? Zur Beobachtung. Wird dann dieser Ort hier zu unserem Zuhause? Zu unserem Leben mit Ilay?

Von uns Eltern völlig unbemerkt verändert sich Ilays Sauerstoffsättigung – sie verbessert sich. Die Atempausen werden immer seltener. Der Satz des Arztes überrascht uns: Also von mir aus kann Ilay am Montag nach Hause.

Montag! In zwei Tagen! Ich spüre ein Kribbeln im Bauch. Ich stottere. Wa-wa-was, w-wie, Montag schon? Schon! Als ob wir nicht die ganze Zeit nur auf diesen einen Satz gewartet hätten. Am Montag dürfen wir mit Ilay nach Hause. Ab Montag sind wir eine richtige Familie.

Mein Herz hämmert vor Glück. Und, verdammte Unsicherheit, gleichzeitig rast mein Kopf voller Zweifel: Sicher, dass wir das schaffen? Was, wenn zu Hause mit der Atmung plötzlich etwas nicht stimmt? Was, wenn …

Der Arzt beruhigt uns. Das schafft Ilay schon. Das schaffen Sie schon.

~

GRENZEN

Wir hatten in Grönland eine gute Zeit gehabt. Die Längsdurchquerung war uns viel schneller gelungen, als wir uns vorgestellt hatten. Weil wir stark waren, als Brüder, weil wir gut vorbereitet waren auf die verschiedenen Herausforderungen, weil wir diszipliniert waren, weil wir kompromisslos waren in unserem Tun, obwohl die Bedingungen nicht gut waren. Wir waren danach so aufgekratzt gewesen, wir waren als Helden zurückgekommen, wir sagten uns: Den Nordpol, die Überquerung im gleichen Stil, schaffen wir jetzt auch.

Wir waren in unserem Übermut so blauäugig gewesen.

Bei einer Expedition braucht es großes gegenseitiges Vertrauen, physische Voraussetzungen, psychische Stabilität und mentale Stärke, man muss auf ein Ziel fokussiert sein, Grenzen ausloten. Man muss in Grenzerfahrungen bestehen.

Auch in meinem Beruf braucht es gegenseitiges Vertrauen, aber auch Vertrauen in sich selbst. Wir müssen uns bei unserer Arbeit oft an Grenzen herantasten, die kleinen Patienten erleben dabei sicherlich ihre eigenen Grenzerfahrungen. Sie brauchen deshalb Vertrauen in uns und in ihre Eltern.

Panik darf es in Grenzbereichen nicht geben. Nicht im kalten Polarmeer, nicht in der Neonatologie.

Ich versuchte den jungen Ärzten eines immer klarzumachen: Wir dürfen bei unserer Arbeit in diesem sensiblen Umfeld niemals in Panik verfallen! Denn in Panik gehen alle gelernten und geübten Entscheidungsprozesse verloren. Als

Arzt auf einer Intensivstation und im Kreißsaal müssen täglich klare, für das Kind wichtige Entscheidungen getroffen werden. Diese Entscheidungen folgen einem genau definierten Ablauf, einem Algorithmus, aber bei Panik werden die Einzelschritte vergessen, einfach ausgeblendet. Damit begibt man sich an eine mit hohem Risiko behaftete Grenze.

Es braucht Stärke, Erfahrung, Vertrauen.

In solchen Situationen lernt man sich selbst kennen, das eigene Handlungsmuster, das Herangehen an die verschiedenen Problematiken. Dabei muss man sich aber stets wieder hinterfragen: Wo liegen meine Schwachpunkte? Was sind meine Stärken? Was muss ich besser machen?

Die Antworten auf diese Fragen erfährt man besonders bei Aufenthalten in fremden Stationen, außerhalb des gewohnten Umfeldes auch bei Expeditionen.

Man lernt, demütig zu sein.

Jegliche Überheblichkeit, in welchem Bereich auch immer, ist mir zutiefst zuwider. Besonders aber in der Medizin. Wir können vor unseren kleinen Patienten nur demütig sein.

Ich habe mich bei jedem Kind gefragt: Tue ich das Richtige? Rückblickend weiß ich, dass ich sicher nicht immer das Richtige getan habe, aber ich war immer davon überzeugt, in dem Moment im Interesse des Kindes zu handeln. Und nur das zählt. Ich habe versucht, mich dabei kontinuierlich zu verbessern, zu lernen, an Grenzen zu gehen.

Überheblichkeit ist für mich ein Anzeichen dafür, dass Grenzen nicht erkannt werden. Sie werden einfach übergangen.

Mit Überheblichkeit scheitert man am Patienten. Ganz sicher. Überheblichkeit ist der Tod des ärztlichen Tuns.

Es gibt sie, die überheblichen Ärzte, ja. Sie waren nie meine Vorbilder, sie haben mich in ihrem Tun immer gestört. Wenn du als Arzt überheblich bist, hast du den falschen Beruf gewählt.

Erfahrungen wie die, die ich am Nordpol und in Grönland gemacht habe, haben mich in meinem Beruf immens weitergebracht. Davon bin ich überzeugt. Solche Erfahrungen helfen dir, weil dir bewusst wird, wie klein du bist, wie machtlos der Natur gegenüber, wie wichtig Planung, Vorbereitung und schlussendlich das Handeln in extremen Situationen ist. Man lernt, demütig zu sein, erkennt, dass Erfolg und Nicht-Erfolg ganz nahe beieinanderliegen, wie Leben und Tod. Man lernt, dass Grenzen fließend sind – wie bei den Kindern an der Grenze der Lebensfähigkeit.

Das Wissen um fließende Grenzen, diese bereits erwähnten Gratwanderungen, finde ich enorm wichtig. Das ganze Leben ist an und für sich eine solche Gratwanderung.

Mit diesem Bild versuche ich Eltern den Weg, aber auch die Möglichkeiten ihrer extremen Frühchen zu erklären. Diese Kinder balancieren besonders in der ersten Zeit auf einem schmalen Grat. Ein Großteil von ihnen schafft diese Gratwanderung. Einige jedoch können nach rechts oder nach links fallen. Wenn sie nach rechts fallen, kann es sein, dass sie mit einer Beeinträchtigung leben müssen. Wenn sie nach links fallen, müssen sie vielleicht sterben.

Das Wort *tot* nahm ich als Arzt nie in den Mund, bevor ich nicht hundertprozentig wusste, dass ein Kind tatsächlich tot war. Tod bedeutet für mich die Überschreitung einer Grenze. Deshalb sprach ich immer nur von der Möglichkeit des Sterbens und damit von einer Grenzsituation. Ich habe das ganz intuitiv gemacht. Im Nachhinein denke ich nun, ich habe das deshalb so gemacht, weil das Sterben ja ein natürlicher

Vorgang ist, der irgendwann im Leben eines jeden Menschen stattfindet. Der Tod dagegen ist ein Endpunkt.

Mit dem kleinen und doch so gewaltigen Wort *tot* raube ich den Eltern die letzte Hoffnung, die sie noch haben, das Vertrauen in ihr Kind.

Neugeborenen-Intensivstationen leben von Hoffnung, von gegenseitigem Vertrauen, aber es gibt dort eben auch die Begegnung mit dem Sterben und dem Tod.

Ich denke, als Arzt musst du lernen, in Bildern zu sprechen. Du darfst dich nicht einfach nur hinter einer Statistik verstecken. Ich habe immer gerne in Bildern gesprochen. Bilder werden eher verstanden. Auch in Stresssituationen, in denen sich die Eltern oft befinden, in denen sie völlig überfordert sind.

Wenn ich in Bildern sprach, dann von der besagten Gratwanderung oder von der Brücke ins Leben.

Die Eltern erzählten mir später oft noch, wenn die Kinder schon größer waren, von diesen Bildern, die sie nie vergessen haben.

Das Kind muss in diesen Bildern selbst an sich glauben, und es spürt auch, ob die Eltern – besonders die Mutter – ebenfalls daran glaubt.

Grenzsituationen kann man nur leben und überleben, wenn man, und sei es auch nur im Unterbewusstsein, weiß, dass jemand für einen da ist beim Zurückkommen ins Leben. Da gibt es Parallelen zwischen der Grenzerfahrung bei einem Abenteuer – draußen – und auf der Station – drinnen.

Der Lebensdrang, das Zurückkommenwollen, versetzt Berge.

Was habe ich bei den Expeditionen für den Beruf gelernt – und umgekehrt?

Ich habe bis heute keine Angst vor dem Sterben.

~

Jede der Stationsschwestern will ihn noch einmal in den Arm nehmen. Jede schenkt ihm noch ein Lächeln. Jeder drücken wir noch einmal dankbar die Hand. Dann schieben wir den Kinderwagen in Richtung Ausgang.

Zum Ausgang der Kinderstation.

Weiter zum Ausgang des Krankenhauses.

Es ist der Ausgang zum Leben.

Irgendwie beginnt Ilays Leben erst jetzt so richtig. Und unser neues Leben als Familie auch.

Ich schaue stolz hinunter auf meinen Sohn, der friedlich im Wagen schläft. Ich male mir aus, was ich alles mit ihm unternehmen werde, ich male mir aus, was er alles unternehmen wird. Wie sein Leben verlaufen wird.

Ich bin so dankbar, dass es ihn gibt.

~

SCHULD

Paula* war das erste Kind einer Mutter Mitte dreißig. Eine Termingeburt nach einer unauffälligen Schwangerschaft. Bei der Geburt allerdings stellten sich viele Komplikationen ein. Das Kind hatte ausgeprägte Bradykardien, Abfälle der Herzfrequenz. Deshalb versuchten die Geburtshelfer, Paula mit einer Saugglocke zu holen, was jedoch misslang. So musste man sich kurzfristig für einen Notkaiserschnitt entscheiden.

Mutter und Kind ging es schlecht. Wir mussten schnell sein, schnell entscheiden und handeln. Alle möglichen Szenarien rasten durch meinen Kopf. Ich wartete, war mir sicher, dass das Kind reanimiert werden musste. Ich ging im Kopf immer wieder alle Schritte durch. Ich versuchte, mich zu konzentrieren, rief einen zweiten Kollegen hinzu.

Dann war das Kind da, die Geburtshelfer kümmerten sich um die Mutter, ich kümmerte mich um das Neugeborene.

Paula war blass-grau, schlaff, hypoton, ohne jegliche Reaktionen bei fehlender Spontanatmung. Die Herzfrequenz war kaum spürbar.

Meine Handgriffe waren klar. Auch das Pflegepersonal wusste ganz genau, was zu tun war. Wir hatten ein solches Szenarium oft genug simuliert.

Ich begann, das Kind zu beatmen, in der Hoffnung, dass die Herzfrequenz sich erholte.

Sie erholte sich nicht.

Der Kollege begann mit der Herzmassage.

Wir intubierten das Kind, fingen an, es maschinell zu beatmen.

Die Herzfrequenz stieg an – endlich.

Wir legten einen Nabelvenenkatheter.

Paula stabilisierte sich. Der Muskeltonus allerdings erholte sich nicht. Die Spontanatmung setzte nicht ein.

Es war uns allen klar, dass bei Paulas Geburt die Durchblutung, die Sauerstoffversorgung nicht gegeben war.

Wie lange nicht? Wir wussten es nicht.

Die Nabelschnurwerte waren katastrophal. Wir schalteten die Wärmequelle ab, um das Gehirn über eine passive Kühlung zu schützen und um Folgeschäden des Sauerstoffmangels eventuell zu verhindern.

Die Zeit verflog.

Nach einer halben Stunde wirkte Paula immer noch schlaff, zeigte keine Reaktionen, keine Spontanatmung. Ein Hinweis, dass das Gehirn unter Sauerstoffmangel gelitten hatte.

Die Prognose war völlig offen. Wir verlegten Paula, nachdem alle Parameter stabil waren, auf die Neugeborenen-Intensivstation, wo bereits alles für das Kind hergerichtet wurde: ein offenes Bettchen, ein Beatmungsgerät, die Überwachungsgeräte, die Infusionspumpen, das EEG und die Instrumente für eine aktive Kühlung.

Paula lag in ihrem Bettchen, angeschlossen an all die Kabel, an ihr Beatmungsgerät. Die Herzfrequenz war in der Zwischenzeit vollkommen stabil, das EEG bestätigte, dass das Gehirn unter dem Sauerstoffmangel gelitten hatte. Wir kühlten Paula auf 32,5 Grad Körpertemperatur ab.

Die Mutter wusste bis dahin nichts von all den Problemen, sie wurde noch im Operationssaal versorgt.

Der Vater wirkte überfordert. Er hatte mit einer Spontangeburt gerechnet, plötzlich sah er eine Saugglocke, dann erfuhr er, dass es einen Kaiserschnitt geben wird, danach sah er ein Kind, das so viel stiller und blasser war, als er es sich vorgestellt hatte.

Er sah, wie wir das Kind beatmeten.

Er wusste, seiner Frau geht es nicht gut, dem Neugeborenen geht es nicht gut. Er befand sich in einer psychischen Ausnahmesituation, war alldem völlig ausgeliefert.

Irgendwann zog er einfach einen Vorhang vor sich herunter, ein typisches Verhalten. Ich will nichts wissen! Hilflosigkeit. Ohnmacht. Er war nicht imstande, die Informationen, die er von uns bekam, aufzunehmen.

Ich als Arzt bin natürlich auf ein solches Szenarium vorbereitet, verfolge einen Algorithmus in meinem Handeln. Ich weiß Schritt für Schritt, was zu tun ist.

Der Vater hingegen war völlig überrumpelt. Wir hatten ihn gebeten, uns auf die Station zu begleiten. Er sah dort viele Geräte, hörte Alarmsignale, sah viele neue Gesichter, verspürte hektisches Treiben, und er verließ, wie viele Väter, fluchtartig das Geschehen. Er wollte einfach nur weg, weit weg.

Wir machten bei Paula einen Schädelultraschall und sahen die typischen Hinweise auf einen Sauerstoffmangel. Plötzlich auftretende Krampfanfälle versuchten wir medikamentös in den Griff zu bekommen.

Paula hatte noch eine Chance, sich zu erholen, aber die Gefahr war groß, dass ihr die Zeit davonlief. Erst eineinhalb Stunden nach der Geburt zeigte sie erstmals erste Zeichen von Spontanatmung. Das war spät. Sehr spät.

Der Vater kam zurück in die Station.

Wir sprachen mit ihm, erklärten ihm das weitere Vorgehen, den Grund der Kühlung, die Notwendigkeit der Beatmung, die engmaschige Kontrolle der Hirnstromtätigkeit und der Hirnsonografie. Wir erklärten ihm aber auch unsere Sorgen.

Wir sagten ihm, wenn wir nach drei bis fünf Tagen imstande seien, das Kind von der Atemmaschine wegzubekommen, die Kreislaufunterstützung zurückzufahren, und wenn wir sehen, dass Paula beginnt, selbstständig zu saugen und normale Reflexe zu zeigen, dann würde sie eine Chance haben, sich vollständig zu erholen.

Ansonsten müssten wir mit dem Schlimmsten rechnen.

Väter sind in solchen Situationen meist sprachlos. Sie stellen kaum Fragen. Sie lassen die Informationsflut einfach über sich ergehen.

Als die Mutter sich erholt hatte, ging ich mit dem Vater gemeinsam zu ihr auf die Geburtshilfestation.

Sie hatte bereits eine Vorahnung, war abweisend, traumatisiert. Es war schwierig, mit ihr zu reden.

Ihre Augen starrten in die Leere.

Ich habe das Bild dieser Augen heute noch im Kopf.

Ich merkte, sie wusste bereits, dass mit dem Kind etwas nicht stimme. Mütter haben ein Gespür für so etwas.

Ein paar Stunden später standen wir alle gemeinsam beim Kind. In dem Moment, in dem die Mutter ihr Kind zum ersten Mal sah, es berührte, änderte sich ihr Verhalten. Sie war nur noch eins: Mutter. Der leere Blick war verschwunden, sie streichelte Paula zärtlich. Sie weinte leise vor sich hin.

Ich hatte das Gefühl, sie wusste bereits um das Schicksal ihres Kindes.

Ich ließ die Familie allein.

Als ich zurückkam, versuchte ich auch der Mutter zu erklären, dass wir uns große Sorgen um Paula machten.

Die Mutter begann, Fragen zu stellen. Schließlich auch der Vater. Ich bemühte mich, in aller Ruhe auf all die Fragen zu antworten.

Bald verwandelten sich die Fragen jedoch in Anschuldigungen.

Warum war nicht schon früher ein Kaiserschnitt gemacht worden?

In der Schwangerschaft habe es doch keinerlei Probleme gegeben.

Es ist immer schwierig, auf solche Fragen zu antworten.

Schuld! Wer hat Schuld?

Die Schuldfrage stand im Raum, in einem Moment, in dem die verbliebenen Energien jedoch für Paula unbedingt notwendig gewesen wären. Ich versuchte, das Gespräch wieder auf das Kind zurückzulenken.

Doch in ihrer Verzweiflung, in ihrer Ausweglosigkeit und Ohnmacht suchten die Eltern weiterhin nach Schuldigen.

Es war schwierig, aus dieser angespannten Situation wieder zum Kind zurückzukehren. Die negative Energie wieder in positive Energie für das Kind umzuwandeln. Positive Energie und Unterstützung, die das Kind unbedingt benötigte.

Ich versuchte den Eltern klarzumachen, dass Paula alle unsere Unterstützung brauchte und die Schuldfrage zu diesem Zeitpunkt ausgeblendet werden sollte. Dass wir ihren Fragen nach der eventuellen Schuld später, ganz sicher, nachgehen würden.

Bei Frühgeburten bricht die Hektik oft zu Hause aus, das Krankenhaus ist dann der rettende Anker und fängt sie ab.

Bei Paula war die Hektik im Kreißsaal ausgebrochen. Das veränderte die Situation vollkommen. Die Mutter und der Vater wurden von der Vorstellung einer idealen Geburt eines Wunschkindes in eine für sie völlig surreale Situation, in einen leeren Raum, in pure Panik hineinversetzt. In einer solchen Extremsituation leidet natürlich die Kommunikation.

Die Mutter erlebt nur Hektik um sie herum, Träume platzen, Entsetzen. Ihrem Kind geht es nicht gut!

Als Schwangere bist du im Krankenhaus eigentlich keine Patientin. Du gehst nur ins Krankenhaus, um einen schützenden Rahmen zu haben. Ein Sicherheitsnetz.

Und plötzlich, wenn bei der Geburt Komplikationen auftreten, bist du dann doch – eine Patientin.

Du fragst dich: Warum?

Was ist schiefgelaufen?

Wer hat Schuld?

Als Vater fühlst du dich als Fremdkörper, wie in einem falschen Film. Du bist als Mann in einer Rolle, die du nicht kennst.

Plötzlich stehst du nutzlos in einer Ecke. Du musst dich zurücknehmen, die anderen machen lassen. Das widerstrebt dir, das macht dich verrückt, das widerspricht deinem vermeintlichen Naturell. Es geht um deine Frau und um dein Kind. Du musst völlig Fremden, den Ärzten, den Vortritt lassen, dich selbst in die zweite Reihe zurückziehen. Du traust dich nicht einmal Fragen zu stellen.

Aber dann die Schuldfrage: Warum? Ich wurde mit dieser Frage glücklicherweise nicht oft in meiner Karriere konfrontiert. Aber wenn, dann immer in diesen Fällen. Wenn alles nach einer normalen Geburt aussah, sich aber plötzlich im Kreißsaal alles anders entwickelte.

Vielleicht kommt es in diesen Fällen zu einer Schuldfrage, weil der Mensch einfach nicht akzeptieren kann, dass er nicht Herr über alle Lebenslagen ist. Dass er nicht alles im Griff hat – nicht im Griff haben kann. Dass nicht immer alles nach Plan verlaufen kann. Schon gar nicht ein ebenso wunderbarer wie komplexer Vorgang wie die Geburt eines kleinen Menschen.

Meistens ist gar keine Schuld da. Natürlich gibt es Ursachen, warum eine Geburt nicht so verläuft, wie man sie sich vorstellt. Diesen ist auf jeden Fall nachzugehen.

Aber Schuld? Was ist das, Schuld?

Ist Vorsatz Schuld? Ja.

Sind Fehler Schuld? Vielleicht.

Wenn jemand sich unter mehreren Möglichkeiten für eine entscheidet, die sich im Nachhinein als die falsche herausstellt – ist das dann Schuld?

Wenn ein Arzt nach bestem Wissen und Gewissen alles nur denkbar Mögliche für das Überleben eines Kindes unternimmt – und scheitert. Hat er dann Schuld?

Ich habe keine Antwort auf diese Fragen.

Ich versuchte, im Fall von Paula die Schuldfrage erst einmal beiseitezuschieben. Nicht, um sie zu ignorieren, sondern um mich voll und ganz auf das Kind konzentrieren zu können.

Die Beziehung zwischen Arzt und Eltern sollte in solchen Momenten nicht durch eine Schuldfrage in Mitleidenschaft gezogen werden.

Wenn die Eltern sich auf die Schuld konzentrieren, konzentrieren sie sich nicht auf das Kind, bauen keine Beziehung zum Kind auf. Das Kind verliert dabei etwas immens Wichtiges: die Unterstützung der Eltern.

Wir schafften es, Paula über die ersten Stunden zu stabilisieren. Die Spontanatmung war jedoch noch immer nicht gegeben, der Muskeltonus blieb schwach. Bei einem neuen Ultraschall zeigte sich eine klare Schädigung wichtiger motorischer Kerne des Gehirns.

Die Haltung der Eltern uns gegenüber blieb auch am zweiten Tag feindselig. Ich versuchte, diese Feindseligkeit zu interpretieren, ich sagte mir, sie kämpfen mit sich selbst, das ist verständlich. Ich musste damit umgehen, dass ich die Projektionsfläche für ihren Frust, ihre Sorge, ihre Ohnmacht war.

Ich besprach mit ihnen das weitere Vorgehen.

Wir ernährten Paula in der Zwischenzeit künstlich.

Wir brachten sie in den dritten Lebenstag.

Die Eltern brachten die Großeltern mit zu Paula.

Großeltern sind oftmals eine Hilfe für uns.

Großeltern sorgen sich um das Enkelkind, aber auch um ihre Tochter, um ihren Sohn. Sie wollen ihnen die Verbitterung nehmen, Zuversicht geben, sie sind oft ein wichtiger Puffer.

Die Hirnstromtätigkeit bei Paula war in der Zwischenzeit massiv beeinträchtigt, ich besprach den klinischen Verlauf, die Zukunftsperspektive, die Wahrscheinlichkeit eines zerebralen Schadens mit den Eltern.

Die Eltern sagten in ihrer Verzweiflung, in ihrer Unsicherheit, emotionalen Ambivalenz und in ihrer sozialen Angst, wenn dem so sei, wollten sie nicht, dass das Kind überlebt. Sie baten mich, die Beatmungsmaschine abzustellen.

Ich hatte die Erfahrung gemacht, dass sich gerade Eltern, bei denen es während einer Termingeburt zu Komplikationen kommt, oft gegen das Kind entscheiden.

Bei Frühgeburten hingegen entscheiden sich Eltern meistens dafür, auch ein Kind mit Hirnschäden ins Leben begleiten zu wollen.

Die Forderung von Paulas Eltern stellte mich als Arzt vor die üblichen ethischen Fragen. Ich kann und will nicht nach Wunsch einfach die Maschinen abstellen. Erst recht nicht, wenn das Kind noch gekühlt ist.

Wir mussten und wollten zu diesem Zeitpunkt dem Kind weiter die Chance geben, sich zu erholen.

Wir mussten uns weiter auf das Interesse des Kindes konzentrieren statt auf das Interesse der Eltern.

Ich erklärte den Eltern unser weiteres Vorgehen, unser Vorhaben, Paula eine letzte Chance zu geben, in dem Zeitfenster, das uns noch blieb. Sie stimmten zu.

Wie geplant begannen wir, Paula nach dem dritten Lebenstag langsam wieder zu erwärmen. Wir beobachteten jede ihrer Reaktionen, schauten nach den Schädelsonografien und EEG-Kontrollen.

Konnte sich das Nervensystem erholen?

Gab es Anzeichen einer klinischen Erholung?

Verbesserte sich die Atmung? Der Kreislauf? Begannen die Nieren wieder zu arbeiten?

Wie war die Kommunikation des Kindes?

Paula erholte sich nicht. Die Atmung verschlechterte sich, die Nieren versagten, das EEG war flach. 24 Stunden nach der Erwärmung kam es zu einem Multiorganversagen. Wir besprachen diese Situation erneut mit den Eltern. Wir sagten ihnen, dass Paula es nicht schaffen und wir die Intensivtherapie zurückfahren würden. Wir baten die Eltern, beim Kind zu bleiben. Es in die Arme zu nehmen. Die Eltern waren in einer Schockstarre. Ihre Gesichter waren völlig ausdruckslos. Ich hatte das Gefühl, sie empfanden das Kind nicht mehr als ihres. Auch die Großeltern waren anwesend. Sie ließen das Kind taufen. Dann verstarb Paula.

Ich sagte den Eltern, wie leid es mir tut.

Ich sagte den Großeltern, dass sie die Eltern nun begleiten und unterstützen müssen.

Auch für mich waren diese Stunden eine Zeit der Ohnmacht. Ich hatte kaum Zugang zu diesen Eltern gefunden und fragte mich im Nachhinein oft, warum das so war. Das war mir in meiner Laufbahn nur selten passiert. Ich kommunizierte mit ihnen irgendwann nur noch um die Ecke, über die Großeltern.

Ich bot den Eltern an, sobald sie sich danach fühlten, ein erneutes Gespräch zu führen.

Nach einigen Monaten kamen sie erneut ins Krankenhaus. Gemeinsam mit dem Geburtshelfer sprach ich mit ihnen. Wir sprachen lange und intensiv. Wir versuchten, sachlich zu diskutieren. Die Eltern agierten verbal aggressiv. Sie waren über die Situation noch lange nicht hinweggekommen – was verständlich war. Der Vater vermutete, wir wollten Fehler vertuschen. Wir fanden nicht zueinander.

Die Eltern beschlossen, die Geburtshilfe zu verklagen.

Ein trauriges Ende eines traurigen Schicksals.

Eine Klage ist immer eine Niederlage, völlig unabhängig davon, wie die Gerichte entscheiden.

Ein Geburtshelfer, ein Neonatologe, jeder Arzt versucht immer, für das Kind das Beste zu tun, im Interesse des Kindes zu handeln, alles zu unternehmen, um sein Leben zu retten.

Paula konnte nicht gerettet werden.

Dieser Fall, Paulas Tod, hat mich nie wieder losgelassen. Die Schuldfrage wurde viel zu früh gestellt, war viel zu präsent. Sie verhinderte den Aufbau jeglicher Beziehung zu den Eltern.

Es ist einfacher, mit einer solchen Situation umzugehen, wenn man tatsächlich einen Fehler gemacht hat. Einen eindeutigen Fehler. Dann muss man dazu stehen, die Konsequenzen tragen, wissend, dass Fehler unumgänglich sind, wissend, dass auch wir Ärzte nur Menschen sind. Wissend, dass man aus dem Fehler lernen muss.

Aber was sind Fehler? Was ist Schuld? Man steht als Arzt jeden Tag aufs Neue vor Entscheidungen. Und man kennt die Konsequenz der eigenen Entscheidung nicht immer. Man kann nicht garantieren, was die Entscheidung mit sich bringt.

Man kann nur eines tun: versuchen, bestmöglich alles für den Patienten zu geben. Bei Kindern und Frühchen die Eltern immer aktiv in die Entscheidung mit einzubinden. Sie teilhaben zu lassen. Man muss lernen, offen Probleme und auch Fehler zu kommunizieren und sich den Diskussionen zu stellen.

Die Schuldfrage ist in den vergangenen zwei Jahrzehnten in unserer Arbeit enorm in den Vordergrund getreten.

Früher hatte der Patient dem Arzt gegenüber wesentlich größeres Vertrauen. Das hat sich inzwischen zum Schlechteren verändert. Nun herrscht oftmals großes Misstrauen.

In unserer heutigen Gesellschaft fühlen sich viele nicht mehr für sich selbst verantwortlich. Wenn etwas schiefläuft, wird die Schuld, die Verantwortung, der Fehler bei Außenstehenden gesucht.

Ein Kind stirbt? Die erste Frage lautet: Wer hat Schuld? Die zweite: Wen kann ich verklagen?

Eine traurige Entwicklung.

Fehlendes Vertrauen, fehlendes Verständnis, fehlende Solidarität in einer zunehmenden Individualisierung, politische Instrumentalisierung und nicht zuletzt die Ökonomisierung der Medizin sind meiner Meinung dafür verantwortlich.

Krank sein, krank sein dürfen, sterben – das ist nicht vorgesehen. Wird nicht akzeptiert.

Das Verhältnis zwischen Arzt und Patient hat sich vollkommen verändert. Der Arzt wird nur noch als anonymer Dienstleister gesehen, der seinen Job zu machen hat.

Für mich aber ist Arzt-Sein immer noch eine Berufung. Kein bloßer Job.

~

Meine Hand liegt am Ganghebel, doch sie rührt sich nicht. Der erste Kreisverkehr liegt hinter mir, eine lange Gerade vor mir, aber ich beschleunige nicht. Ich beschließe, langsam weiterzufahren. Zu kostbar scheint mir die Fracht, die meine Frau auf dem Rücksitz in den Armen hält.

Ilay kommt nach Hause.

Hinter mir bildet sich eine Schlange. Manche hupen, andere überholen genervt. Macht mir nichts aus. Ich fahre vorsichtig weiter. Nie zuvor und nie mehr danach habe ich so lange vom Krankenhaus nach Hause gebraucht.

~

NANGA PARBAT

Man behauptete, mein Bruder Reinhold habe unseren Bruder Günther am Nanga Parbat nach der Besteigung der Südwand sich selbst überlassen, weil er die Überschreitung von vornherein geplant habe. Es gab verschiedene Verschwörungstheorien, böswillige Anschuldigungen, Anfeindungen aus den verschiedensten Ecken; das war absurd, niederträchtig. Der Abstieg über die gefährliche, unbekannte Diamirflanke war für die beiden die einzige Chance zu überleben gewesen. Der nackte Beweis aber, dass Reinhold Günther bis an den Fuß des Berges gebracht hatte, fehlte. So gingen die Anschuldigungen stets weiter.

Im Jahr 2000, 30 Jahre nach Günthers Tod, beschlossen Reinhold und ich mit Freunden, unter anderem den beiden Südtiroler Bergsteigern Hanspeter Eisendle und Wolfgang Thomaseth, eine Art Erinnerungsexpedition zum Nanga Parbat zu unternehmen. Unser Ziel war es, den Berg über eine neue Route zu besteigen. Über die Nordflanke, auf den Spuren von Albert Mummery, den großen englischen Bergsteiger. Ich war 47 Jahre alt, gut vorbereitet und in Form, ich war noch nie auf einem Achttausender gewesen, ich war bereit dazu. Auch Reinhold wollte es nun doch noch ein letztes Mal wagen.

Die Nordflanke des Berges war bis dahin kaum bekannt, wir wussten, dass Mummery 1895 an der Diamirseite gescheitert war, daraufhin mit zwei Trägern versucht hatte, über das Diamatal und die Diamascharte an die Nordseite des Bergs zu gelangen. Dort verloren sich seine Spuren, er muss ums Leben gekommen sein. Nach ihm ist heute die Mummery-Rippe in der Diamirwand benannt.

Wir wollten die Nordflanke besteigen, vor allem aber glaube ich, dass Reinhold mir genau diesen Ort der Welt zeigen wollte, diesen Berg, an dessen Flanken er und unser Bruder sich verloren hatten.

Wir flogen nach Pakistan, fuhren von Islamabad über den Karakorum-Highway nach Chilas, ein kleines Dorf, das am großen Fluss Indus liegt. Von dort ging es weiter über eine abenteuerliche Schotterstraße nach Diamiroi, zum Eingang des Diamirtals und der Diamirschlucht. Ich hatte nie zuvor und nie mehr danach solche Angst in einem Jeep. Rechts der Straße ging der Abgrund über Hunderte Meter steil ins Tal hinab, hinter jeder Kehre schien die Fahrbahn noch enger zu werden, die Räder des Jeeps gingen teilweise über den Straßenrand hinaus.

Den Rückweg lief ich zu Fuß, zu gefährlich war mir die Hinfahrt erschienen. Ein Himmelfahrtskommando.

Am Ende der Straße warteten unsere Träger, und wir gingen durch das Diamirtal, zunächst durch Wälder, an kleinen Steinbehausungen vorbei, später am Hang entlang über ausgesetzte Steige, tief unter uns ein reißender Fluss. Dann ging es über die letzten bewohnten Weiden und Almen zu den Ausläufern der Gletscher des Nanga Parbat.

Nun sah ich zum ersten Mal diesen majestätischen Berg, eine riesige weiße von Felsrippen durchzogene Wand, aus der Lawinen nach unten stürzten. Es schien bei jeder Lawine, als würde der halbe Berg zusammenbrechen. Ich sah die Diamirflanke, an deren Fuß mein Bruder unter eine Lawine gekommen war. In der er noch irgendwo liegen musste. Auch wenn es noch immer Menschen gab, die das bezweifelten.

Die weiterhin behaupteten, Reinhold habe unseren Bruder in der Höhe sich selbst überlassen. Wir waren noch Kilometer vom Berg entfernt, doch das Krachen der Lawinen erschütterte uns.

Über Moränen gingen wir weiter bis ins Basislager, das auf einer Wiese stand. Wilde Pferde liefen umher. Ein idyllischer Anblick. Nur ein paar wenige Zelte waren aufgebaut. Ein paar Spanier, ein paar Koreaner. Ganz anders als das überlaufene Basislager des Mount Everest.

Wir erholten uns vom Anmarsch, machten Ausflüge am Wandfuß der Diamirflanke entlang. Reinhold erklärte uns den Abstieg über die Diamirseite, er erklärte, wo er Günther verloren hatte. Die Wand war zum Greifen nahe. Steine und Schneelawinen donnerten über sie herunter – und wir verstanden, ohne viele Fragen stellen zu müssen. Reinhold schien verloren, alles kam wieder in ihm hoch. Er weinte.

Ich merkte, wie sehr Günthers Schicksal immer noch an ihm nagte. Wie sehr ihm die Anschuldigungen, denen er über die Jahrzehnte hinweg ausgesetzt war, immer noch zusetzten.

Ein paar Tage später gingen wir erneut los, um den Einstieg ins Diamatal zu erkunden. Bald standen wir vor einem riesigen Eisbruch. Wir kämpften uns durch ihn hindurch, er wirkte Furcht einflößend auf mich. Wir stiegen über den Eisbruch auf ein Plateau in ungefähr 5 200 Metern Höhe, bauten dort ein Zelt auf und verbrachten die Nacht darin.

An den nächsten Tagen trugen wir mit zwei befreundeten Trägern aus Gilgit weiteres Material zum Zelt hoch und stiegen von dort wiederum über einen Eisbruch auf 6 000 Meter unter der Diamascharte am Fuße der Nordflanke. Dort errichteten wir unter einem Felsvorsprung ein weiteres

Lager, gut geschützt vor den Lawinen, die zwischen dem Nanga-Parbat-Massiv und dem Ganalo ins Diamatal abgingen. Wir blieben zehn Tage in dieser Höhe, um uns zu akklimatisieren, und suchten stundenlang die Wand ab. Wir suchten nach einer möglichen Route und beobachteten die Lawinenabgänge.

Reinhold und ich stiegen zur Vorbereitung und für eine bessere Sicht auf unsere geplante Aufstiegsroute auf den 6600 Meter hohen Ganalo-Peak. Ich hatte meine Skier dabei und wollte versuchen, damit abzufahren.

Vom Gipfel aus sahen wir die gesamte Nordwand des Nanga Parbat, wir fotografierten sie und überlegten uns die Details der Route.

Ich fuhr mit den Skiern ab, dachte an die Skiabfahrten zu Hause, an den Leichtsinn, mit dem wir oft im Tiefschnee über steilste Hänge und Rinnen abgefahren waren, an die Freude und Ausgelassenheit nach jeder Abfahrt. Aber hier in dieser steilen Wand, in dieser Höhe, war schon das Anschnallen der Skier ein qualvoller Kraftakt. Allein die ersten Schwünge waren kräftezehrender als der gesamte Aufstieg. Völlig außer Atem musste ich immer wieder stehen bleiben. Zurück im Hochlager verspürte ich keinerlei Ausgelassenheit, keine Freude, nur Erschöpfung.

Nach zehn Tagen der Akklimatisierung – in der Zwischenzeit hatten wir den steilen Eisabbruch der Nordflanke abgesichert – begannen wir besser in der Höhe zu schlafen. Wir wachten nachts nicht mehr auf und hatten nicht mehr das Gefühl, keine Luft mehr zu bekommen. Wir hatten keine Schnappatmung mehr, träumten nicht mehr schlecht. Wir waren bereit. Wir stiegen ins Basislager ab, erholten uns ein paar weitere Tage und warteten auf gutes Wetter.

Bei einer Wanderung über die Moränen in Richtung des

Wandfußes der Diamirflanke, entdeckten Eisendle und Thomaseth einen grünen Tuchfetzen. Sie zogen ihn aus dem Eis und bemerkten, dass ein Knochen daran hing. Sie brachten die Fundstücke ins Basislager.

Reinhold meinte, der Knochen könnte der eines pakistanischen Offiziers sein, der ein Jahr vorher abgestürzt war – oder auch der von Günther. Nur sie beide wurden auf dieser Seite des Berges vermisst.

Ich erkannte, dass der Knochen ein Wadenbein war. Für Günther schien es mir jedoch etwas groß. Ich packte den Knochen in ein steriles Tuch, wir beschlossen, ihn mit nach Hause zu nehmen.

Da das Wetter sich nicht besserte, wanderten wir bis zu den Almen und den letzten Siedlungen zurück. Reinhold wollte dort all jene Menschen treffen, die ihm damals, als das Unglück passierte, geholfen hatten.

Die Bewohner des Tals zeigten uns, wo sie Reinhold völlig erschöpft gefunden hatten, sie zeigten uns den Hühnerstall, in dem sie ihn gepflegt hatten. Sie erzählten, dass er damals nicht ansprechbar gewesen war, schreckhaft wie ein verletztes Tier. Dem Tode nahe.

Als wir zurück ins Lager kamen, es hatte in der Zwischenzeit in der Höhe sehr viel geschneit, begann sich das Wetter zu bessern. Die Koreaner waren auf dem Normalaufstieg, der Kinshofer-Route, bereits hoch hinausgelangt. Wir stiegen an einem Tag bis ins Hochlager auf 6000 Metern. Tags darauf wollten wir in die Wand einsteigen. Zu viert. In zwei Zweiergruppen.

Ich bemerkte beim Aufstieg plötzlich eine innere Stimme. Mach das nicht, sagte sie.

Die Stimme verwirrte mich. Noch wenige Stunden zuvor

war ich davon überzeugt gewesen, diesen Berg besteigen zu wollen. Ich wollte es schaffen.

Nun war plötzlich diese Stimme da. Eine Stimme, die ich bislang nicht gekannt hatte.

War das ich? Mein innerstes Ich?

Mein Leben lief wie im Film vor mir ab. Die Stimme in mir sprach immer lauter: Nein, das machst du nicht.

Ich sprach mit mir selbst, führte innere Zwiegespräche.

Warum willst du das nicht machen?

Du gehst morgen einfach nicht mit!

Warum denn nicht?

Ich fragte mich selbst: Spinnst du jetzt? All die Vorbereitung – umsonst?

Du machst das nicht.

Ich ging langsamer, versuchte, mich mit mir selbst auseinanderzusetzen, diese Stimme zum Schweigen zu bringen. Ich war kein Zweifler. Normalerweise.

Im Hochlager angekommen, ging ich zu Reinhold und den anderen und sagte ihnen, dass ich am darauffolgenden Tag nicht weiter hochsteigen würde.

Sie fragten: Wie? Warum nicht?

Sie konnten es nicht verstehen. Reinhold ermutigte mich. Er sagte, dass ich optimal vorbreitet sei, dass ich das schaffen würde.

Ich blieb bei meinem Nein.

Ich schlief kaum in der Nacht. Ich wusste, der morgige Tag würde meine letzte und einzige Chance sein, den Nanga Parbat, diesen Schicksalsberg unserer Familie, zu besteigen. Wahrscheinlich die einzige Chance, jemals auf einem Achttausender zu stehen.

Aber die Stimme blieb. Sie sagte *Nein*.

Um drei Uhr früh gingen die anderen los. In dem Moment, als sie weg waren, war meine ganze Unruhe verschwunden. Alles fühlte sich gut und richtig an. Die Stimme war verstummt. Es brauchte sie nicht mehr.

Im Nachhinein glaube ich, dass sich in meinem Unterbewusstsein Angst breitgemacht hatte. Die Angst, sollte etwas passieren, nicht mehr alleine von diesem Berg zurückzukommen. Ich hatte bereits Familie, Kinder, ich *musste* das nicht machen.

Zudem wollte ich für die anderen drei kein Hemmschuh sein. Ich war körperlich fit, aber mental vielleicht nicht ausreichend fokussiert. Vielleicht war mir das alles einfach nicht wichtig genug. Ich hatte Angst. Angst war gut. Auf Angst sollte man immer hören.

Mein Kopf war nicht frei. Vielleicht geisterte auch Günther zu sehr in meinen Gedanken herum. Ich weiß es nicht. Ich wollte nicht, dass dieser Berg ein zweites Mal unser Familienschicksal bestimmen könnte. Ich wollte auch Reinhold nicht in Gefahr bringen, falls mir etwas passierte.

Ich hadere bis heute nicht damit, nicht mitgegangen zu sein. Ich fühlte mich damals, morgens um drei, glücklich, diese Entscheidung getroffen zu haben. Ich merkte, ich brauche das nicht unbedingt. Für etwas, das ich nicht unbedingt brauche, nach dem ich mich nicht unbedingt sehne, sollte ich nicht mein Leben riskieren.

Ist die schönste Reise die, bei der man am meisten riskiert? Ist das das wichtigste Abenteuer? Nein, ganz sicher nicht.

Meine schönste Reise? Das war nicht Grönland, nicht der Nordpol. Das war, als ich mit Reinhold ein Jahr bevor wir zum Nanga Parbat flogen, die Mongolei in sechs Wochen

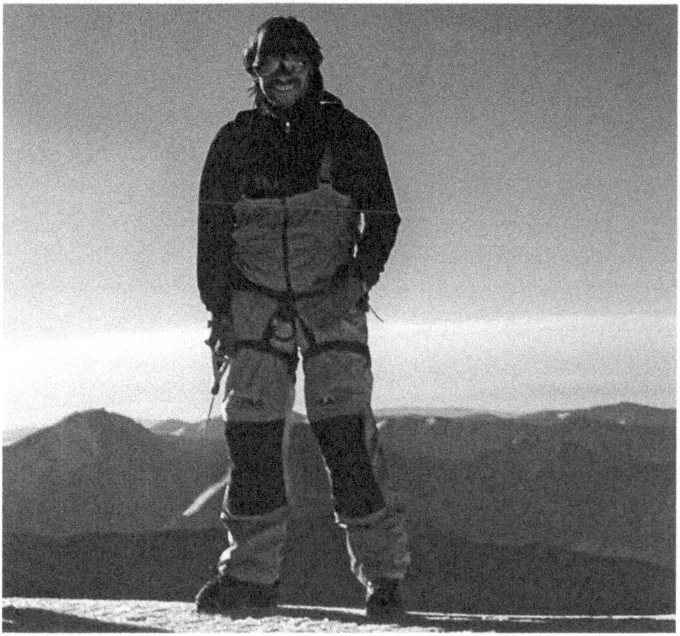

Auf einem über 4000 Meter hohen Gipfel im Altai-Gebirge in der Mongolei

durchquert hatte. Einfach so. Wir hatten kein bestimmtes Ziel, wir hatten nichts bis dahin Unerreichtes im Sinn. Mal liefen wir, mal ritten wir auf Pferden, mal ließen wir uns von Jeeps mitnehmen. Wir bestiegen wunderschöne Berge, deren Namen wir nicht einmal kannten, die auch niemanden interessierten, weil sie nicht hoch, nicht schwierig genug waren. Wir reisten nur um des Reisens willen, wegen des Glücksgefühls, das es mit sich brachte.

Wir schliefen in Dörfern, die wir nicht kannten, wir genossen die Gastfreundschaft der nomadischen Mongolen, die unendliche Weite der Weiden, wir sahen wilden Pferden beim

Galoppieren zu. Wir gingen über die Gletscher des hohen Altai-Gebirges.

Wir mussten auf unseren Aufstiegen zu den Gletschern immer aufpassen, nicht in Tierfallen von Trappern zu treten. Eines Abends, während ich eine Einstiegsroute zu einem dieser Gletscher suchte, geriet ich beinahe in eine dieser Fallen. Ich schleppte sie mit, legte sie neben das Zelt. Am nächsten Morgen weckten uns die Trapper, umzingelten uns, hielten uns ihre Gewehre unter die Nase.

Die Verständigung war schwierig, Wortfetzen flogen, ich gab ihnen die Falle zurück – und sie ließen von uns ab. Über einen Teil der Wüste Gobi kehrten wir nach Ulan Bator, in die Hauptstadt der Mongolei zurück.

Es war eine fantastische Reise, keine Presse, kein klar definiertes Ziel, kein Druck.

Ein Achttausender war ein Reiz, mit dem ich gedanklich zwar öfter gespielt hatte, aber es war für mich kein Muss. Ich fühlte mich frei. Frei, nicht hochzugehen. Dieser Berg, der Nanga Parbat, der meinem Bruder das Leben genommen hatte, konnte mir die Freiheit nicht nehmen, ihn *nicht* zu besteigen.

Vielleicht war es das, was ich in diesen Stunden begriffen hatte.

Es musste nicht noch etwas passieren an diesem Berg.

Drei Brüder und die Achttausender dieser Welt. Einer, Reinhold, hatte sie alle bestiegen. Einer, Günther, kam ums Leben. Einer, ich, drehte um.

Die anderen stiegen über die Nordflanke auf, sie errichteten ein weiteres Hochlager auf 7200 Metern. Tags darauf gingen sie durch meterhohen Schnee bis auf 7500 Meter, doch sie schafften in all den Stunden nur wenige Hundert Meter, der Gipfel war noch weit entfernt, sie beschlossen umzukehren.

Ich wartete im Lager auf 6000 Metern Höhe auf sie, beobachtete sie in der Wand. Ich sah sie hochsteigen, nach zwei Tagen wieder absteigen. Ich fühlte mich in meine Kindheit in den Dolomiten zurückversetzt. Oft war ich mit den beiden großen Brüdern, mit Reinhold und Günther, bis zu den steilen Wänden gewandert, hatte im Schatten der Wände auf sie gewartet, während sie die Wände zu bezwingen versuchten. Ich wartete in der Hoffnung, dass sie zurückkommen würden, aber auch manchmal im ängstlichen Zweifel, dass sie nicht zurückkommen könnten.

Ich war erleichtert, als Reinhold mit Eisendle und Thomaseth zurück war. Sie waren bester Dinge. Sie hatten zwar den Gipfel nicht erreicht, aber trotzdem als Erste die gesamte Nordwand durchstiegen. Es wäre zu riskant gewesen, weiter zu gehen.

Wir kehrten noch am selben Tag zum Basislager zurück und wanderten in den Tagen darauf durch das Diamirtal hinaus – mit dem gefundenen Knochen im Gepäck.

Das Krachen der abgehenden Lawinen am Nanga Parbat wurde zunehmend leiser, verstummte schließlich ganz.

Reinhold archivierte den Knochen in seinem Expeditionskeller. Ich ging zurück ins Krankenhaus, die Arbeit rief. Reinhold schrieb ein neues Buch. Irgendwie geriet der Knochen in Vergessenheit. Ich war überzeugt, dass der Knochen nicht Günthers Unterschenkelknochen war.

Reinhold kehrte ein Jahr später mit einer neuen Expedition an den Nanga Parbat zurück, um ihn zu umrunden. Wieder kam er an die Stelle, wo unsere Freunde den Knochen gefunden hatten. Er suchte die Umgebung erneut ab – und fand einen Schuh mit Skelettteilen darin. Es war Günthers Schuh.

Reinhold packte den Fund ein, die Knochen ließ er nach einem buddhistischen Ritual verbrennen. Am Basislager errichtete er einen Gedenkstein.

Zurück in Südtirol holten wir den Knochen aus dem Expeditionskeller hervor. Das Genetische Institut an der Universitätsklinik in Innsbruck untersuchte Reinholds und meine DNA – sowie jene des Knochens. Das Ergebnis: Es handelte sich mit beinahe hundertprozentiger Wahrscheinlichkeit um Günthers Knochen.

Das war der Beweis, dass Günther am unteren Ende des Gletschers unter eine Lawine gekommen war. Der Beweis dafür, dass Reinhold ihn nicht am Gipfel im Stich gelassen hatte, wie ihm so oft vorgeworfen wurde. Nein, er hatte unseren Bruder nicht am Berg sich selbst überlassen.

Ein paar Jahre später beschlossen wir, eine gemeinsame Familienreise zum Nanga Parbat zu unternehmen. Was Reinhold mir gezeigt hatte, wollte er nun allen Brüdern und unserer Schwester zeigen. Wir reisten alle mit Familie an, wir waren eine riesige Truppe, Ehepartner, Kinder, dreißig Menschen insgesamt.

Wir wollten unseren Geschwistern die Möglichkeit geben, endgültig von Günther Abschied zu nehmen.

Es war eine schöne Reise. Wir umrundeten den Nanga Parbat, die Kinder spielten Fußball im Basislager an der Südwand. Reinhold zeigte hoch zu den Routen, die er gegangen war. Die auch Günther gegangen war.

Wir weinten und lachten.

Dort, wo Reinhold die Asche von Günthers Gebeinen in einem Steinhaufen begraben hatte, gedachten wir alle zusammen unseres Bruders.

Wir fanden Frieden in der Familie.

~

Ich liege wach. An Schlaf ist nicht zu denken. Ich schaue zu meiner Frau, auch sie liegt mit offenen Augen da. Jeder weiß genau, was der andere denkt. Wir nicken uns stumm zu. Stehen auf. Trippeln auf Zehenspitzen zum Kinderzimmer hinüber. Schauen durch den Türspalt hinein.

Er liegt ganz friedlich da, über ihm schimmert der selbst gebastelte Sternenhimmel. Ich neige mich tief zu ihm hinab. Horche. Warte. Ich höre den leisen Atem. Ich schaue. Warte. Ich sehe, wie sich sein kleiner, zarter Brustkorb hebt und senkt. Ich könnte ihm ewig beim Atmen zuschauen.

Hätte ich es mir aussuchen können, hätte ich uns, Ilay, meiner Frau, mir, keine Frühgeburt gewünscht. Jetzt aber, im Nachhinein, möchte ich keinen der Tage in der Neonatologie missen. Es war eine sehr intensive Zeit, die wir mit unserem Sohn verbringen durften.

Und jede Sekunde mit ihm ist so kostbar.

~

AM STEILEN HANG

Als ich entschied, meine Tätigkeit als Neonatologe aufzugeben, fiel mir das nicht schwer. Ich traf die Entscheidung, als man mir im Südtiroler Gesundheitsbetrieb neue Aufgaben politischer Art übergeben wollte, Aufgaben, die bedeutet hätten, dass ich nicht mehr im eigentlichen Sinne Arzt sein konnte, nicht mehr täglich in der Station sein würde.

Ich wollte nie Politiker werden. Auch nicht im Gesundheitsbereich. Ich sah meine Rolle stets darin, als Arzt Politiker auf Missstände im Gesundheitswesen aufmerksam zu machen, ihnen Wege aufzuzeigen, aber nicht, an ihre Stelle zu treten. Das entsprach mir nicht.

Nein, ich wollte politisch nicht in den Vordergrund treten, dafür wollte ich meine Energien nicht verbrauchen. Ich merkte mit zunehmendem Alter aber auch, wie meine Energie langsam abnahm. Ich wollte niemand sein, der an seinem Sessel, an seinem Job klebt. Und ich verspürte ein weiteres Verlangen: Ich wollte endlich wieder frei sein, frei von Zwängen, Herr meines eigenen Schicksals.

Ich schlief nachts nicht mehr gut, das war mir bis dahin selten passiert.

Es wurde mir alles zu viel, ich wollte mehr Zeit für meine kleine Familie haben. Für meine Frau und meine Söhne.

Ich wollte auch mehr Zeit für meine große Familie haben. Für die Messners und meine Freunde.

Ich wollte Zeit haben, endlich wieder mal einen Freund zu treffen, mich spontan mit ihm hinzusetzen, eine Stunde zu quatschen, zwei …

Nicht immer sagen zu müssen: Ich muss jetzt leider los.

Ich wollte etwas anderes machen, keine Termine, Fristen mehr einhalten müssen, Verantwortung abgeben.

Aber ich wollte nicht nichts mehr tun. Ich wollte etwas Neues beginnen.

Ich beschloss, wieder etwas mit meinen Händen zu machen, den Kopf ruhen zu lassen.

Ich engagierte mich bei der Südtiroler Organisation *Essen auf Rädern*. Gemeinsam mit meiner Frau bringe ich nun mehrmals im Monat alten, bedürftigen Menschen Mahlzeiten nach Hause. Das finde ich sinnvoll, denn ich selbst habe im Leben so viel Hilfsbereitschaft, Solidarität und Zuneigung erfahren. Die wollte ich nun zurückgeben.

Ich finde es schön, einige Stunden mit alten Menschen zu verbringen: Wir wechseln ein paar Worte. Die Alten freuen sich, erzählen zu dürfen. Alte Menschen haben viel Wissen, es ist gut, wenn dieses Wissen nicht verloren geht.

Sie sprechen aber auch viel über ihre Einsamkeit. Über das Alleinsein.

Dabei habe ich nicht das Gefühl, kein Arzt mehr zu sein. Das, was ich da mache, einfach da sein, zuhören, ist eigentlich die Essenz des ärztlichen Berufs.

Ich mache das gerne.

Mein halbes Leben habe ich mit den Kleinsten der Kleinen verbracht, mit den Frühchen, nun sitze ich bei den ganz Alten, höre ihnen zu.

Auch einen zweiten Wunsch erfüllte ich mir: Ich wollte zurück in die Berge, auf einen Bergbauernhof, auf einen Hof ähnlich derer, auf denen ich als Kind gearbeitet hatte. Ich wollte, dass dieser Kreis sich schließt.

Ich helfe nun seit zwei Jahren in den Sommermonaten auf einem Südtiroler Bergbauernhof mit, im Wissen, dass viele Bergbauern Hilfe dringend nötig haben.

Das Leben dort oben ist einfach und hart. Die Bauern arbeiten weit oben am Berg, an steilen Hängen. Das hat nichts zu tun mit der Arbeit von Obstbauern in Südtirols Tälern, die unternehmerisch effizient und gewinnbringend wirtschaften.

Da oben geht es um die nackte Existenz.

Ich arbeitete auf einem Hof auf über 1 600 Metern, am Sonnenberg im Südtiroler Vinschgau. Ich hatte nie die romantische Vorstellung eines Stadtmenschen von einem Bergbauernhof, ich erwartete keine Idylle, ich wusste, das würde schwere Arbeit werden.

Mein Bauer hat viele Hektar Wiesen, Almen, Wald – und den Stall voller Kühe, Ziegen und Schafe.

Die Arbeit beginnt frühmorgens, noch vor Sonnenaufgang, im Stall. Melken. Füttern. Ausmisten.

Dann geht es hinaus auf den steilen Hang. Die Heuarbeit ruft. Heu zusammenrechen, verladen, in den Stadel bringen, abladen und auf den Heustock lagern. Da wird jede Hand dringend gebraucht.

Wir arbeiten jeden Tag bis zehn Uhr abends, und ich komme jedes Mal an meine physischen Grenzen. Ich falle jeden Abend todmüde ins Bett.

Diese arbeitsreichen Tage auf dem Berg bescheren mir große Zufriedenheit. Man sieht jeden Tag, was man am steilen Hang alles gemacht hat.

Das einfache Leben, der von der Natur vorgegebene Ablauf, die Möglichkeit, sich mit dem Geernteten selbst zu ernähren, gibt dir ein Bewusstsein dafür, wie wenig es braucht, um glücklich zu sein.

Glück geht immer einher mit Zufriedenheit.

Man lernt da oben, zufrieden zu sein.

Ich habe gelernt, wie schön es ist, aus dem Hamsterrad

unserer hektischen Gesellschaft auszusteigen. Kein Handy, kein Internet, kein Fernseher.

Nur der Hof, der Berg, die Arbeit.

Ich gewinne Abstand von der Hektik des Lebens unten im Tal.

Ich besinne mich wieder auf mich selbst.

Viele Kindheitserinnerungen kommen in mir hoch.

Ich sehe den kleinen Hubert wieder vor mir, der die Kühe hütet, der den Hügel hochläuft, um oben auf die Sonne zu warten.

Das Leben, wie wir es als Kinder lebten, war gar nicht so schlecht.

Es war eine gute Zeit.

~

Wir schweben. Man sagt, das seien die glücklichsten Tage im Leben. Die ersten Tage mit dem Kind zu Hause. Ich vermutete, damals noch kinderlos, die jungen Mütter und Väter würden wohl maßlos übertreiben. Nun weiß ich: Sie übertreiben nicht.

Wie schön das ist! Wir erleben alles zum ersten Mal. Ilays erste Nacht in seinem Bettchen. Ich wickle ihn zum ersten Mal auf dem selbst zusammengezimmerten Wickeltisch. Ich singe ihn zum ersten Mal in den Schlaf. Ich verliebe mich hundert Mal am Tag aufs Neue in ihn. Jeder vernünftige Mensch zweifelt ab und an am Sinn des Lebens, aber in diesen Tagen zweifelst du nicht.

In diesen Tagen ist alles klar, richtig, schön.

~

ARZT IM 21. JAHRHUNDERT

Wenn ich an die Zukunft der Neonatologie, der Medizin im Allgemeinen, an die Zukunft des Arztberufs denke, dann stehe ich am Rande einer Frühchenstation in Shanghai oder in einer der vielen anderen Millionenstädte Chinas.

150 Frühchen und mehr liegen auf diesen Abteilungen. Eine Größenordnung, die für mich bis vor wenigen Jahren noch unvorstellbar war. So viele Kinder. So viele Inkubatoren. Chaos. Lärm. Kaum Platz. Das ständige Piepen der Maschinen.

Seit einigen Jahren reise ich immer wieder mal nach China. Gemeinsam mit Kollegen aus unterschiedlichen europäischen Ländern, alles Koryphäen auf den unterschiedlichsten Gebieten der Neonatologie. Wir unterstützen die Kollegen vor Ort bei der Versorgung von Frühgeburten, besonders auf dem Gebiet der mechanischen Beatmung. Denn damit kann die Mortalität entschieden gesenkt werden.

China ist ein Land mit vielen Frühgeburten – und einer hohen Mortalitätsrate.

Unser Wissen über neue medizinische Forschung und Gerätschaften wird in China dankbar angenommen – uns geht es aber um wesentlich mehr als nur um rein technischen Wissenstransfer. Der könnte auch online vonstattengehen.

Uns geht es um die Vermittlung von nachhaltigem, praktisch orientiertem Fortschritt, deshalb sind wir vor Ort.

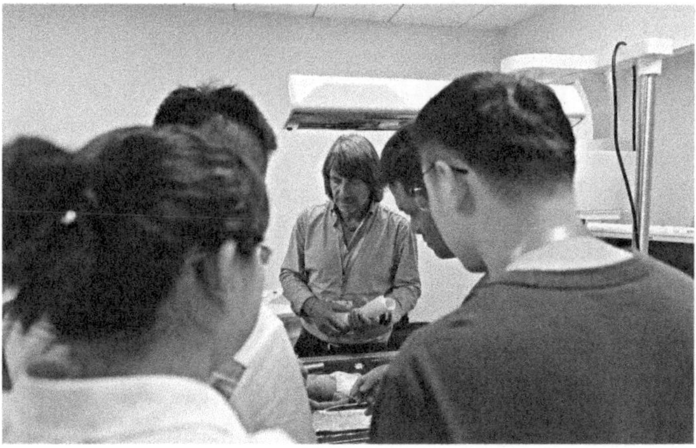

Im Rahmen eines Fortbildungsprogramms mit Kollegen an der Fudan University in Shanghai

Die Ärzte in China arbeiten sehr gewissenhaft und unglaublich viel, stets nach Vorgabe, dem Eindruck nach immer unter Druck, ständig unter Beobachtung, sie gönnen sich kaum Pausen, sie stellen vieles nicht infrage.

Die Zeit für die kleinen Patienten fehlt. Nicht nur in China, zunehmend auch bei uns.

Das Wichtigste für den Arzt im 21. Jahrhundert muss sein, wieder Zeit für den einzelnen Patienten zu finden – ein scheinbares Paradoxon im Angesicht der rasanten technischen Entwicklung in der Medizin.

Die größte Herausforderung – aber auch Chance – ist dabei die Digitalisierung. Viele Kollegen klagen darüber, die Digitalisierung jedoch gibt uns die Möglichkeit, wieder mehr Zeit für unsere Patienten zu haben.

Wir müssen Neues zulassen, um wieder Zeit für das Wesentliche zu finden.

Die Digitalisierung darf nur Mittel zum Zweck sein.

Sie wird uns unterstützen, wenn wir sie richtig handhaben, wenn wir einen akzeptablen und praktikablen Umgang mit dem Datenschutz finden. Dann wird uns viel Routinearbeit, die uns vom Patienten fernhält, abgenommen.

Der Arzt darf im 21. Jahrhundert nicht der Technologie hinterherhecheln. Er muss sie für sich nutzen, um wieder mehr Arzt im eigentlichen Sinne sein zu können.

Die neuen technologischen Errungenschaften sollen nicht den Arzt ersetzen, das wäre die schlechteste aller Entwicklungen. Sie sollen vielmehr vom Arzt genutzt werden, um wieder mehr Zeit für den Patienten zu haben.

Wir müssen lernen, dass nicht alles – auch nicht das Leben selbst – dem medizinisch-technischen Fortschritt unterworfen werden darf.

Es darf dabei nicht darum gehen, noch jünger geboren zu werden, noch älter zu werden, es darf nicht darum gehen, das Sterben, den Tod austricksen zu wollen.

Wir sollten bei allem notwendigen und wünschenswerten Fortschritt akzeptieren, dass Leben und Tod untrennbar miteinander verbunden sind.

Der Arzt sollte auch in Zukunft nicht in den natürlichen Lauf des Lebens eingreifen. Das ist nicht seine Aufgabe.

Die Aufgabe der Medizin ist es, den Zyklus des Lebens zu begleiten.

Wir müssen in diesem technologischen Zeitalter wieder die Zeit finden, den Patienten als Menschen wahrzunehmen, die Zeit finden, mit ihm zu kommunizieren, zuzuhören. Direkt. Nicht mittels eines Computers, einer App oder über neue Medien.

Wir brauchen für die Zukunft wieder Ärzte, die wissen, dass sie gerade wegen der Möglichkeiten, die die neuen Technologien bieten, eine noch wichtigere Rolle spielen werden. Sie müssen selbstbewusst die Chance nutzen, den eigentlichen Sinn des Arztberufs aufzugreifen, für den Patienten da zu sein, ärztliche Verantwortung zu übernehmen.

In allem anderen kann die Technik den Arzt ersetzen – das macht nichts.

Auch die künstliche Intelligenz – mit all der gespeicherten Datenmenge und all den Algorithmen – wird eine wichtige Rolle in der Zukunft der Medizin spielen, aber auch sie wird den Arzt in seiner eigentlichen Funktion nie ersetzen können.

Auch hier gilt: Wir müssen uns auf den Kern unserer Aufgabe konzentrieren, auf die gelebte Empathie, auf die Freude, Menschen auf ihrem Weg ein wichtiger Berater und Begleiter zu sein.

Die künstliche Intelligenz darf nur die Erweiterung der menschlichen Intelligenz sein – nicht mehr. Eine Hilfestellung für die Vorsorge von Krankheiten, bei der Diagnostik, bei der Vermeidung von Fehlern.

Fragen der Ethik werden in Zukunft, gerade durch die neuen Algorithmen, noch wichtiger. Die künstliche Intelligenz kann uns technisch sicherlich bei der schnelleren Entscheidungsfindung unterstützen. Die Entscheidung selbst wird aber schlussendlich immer noch der Arzt zusammen mit seinen kleinen und großen Patienten treffen.

Die emotionale Intelligenz, die Intuition, werden in diesem neuen Umfeld enorm wichtig. Noch wichtiger als bisher.

Es wird in Zukunft noch mehr darum gehen, Menschen mit großer Empathie für den Arztberuf zu gewinnen.

~

Der Arzt zeigt auf zwei Kurven. Eine verläuft etwas höher, die andere etwas tiefer. Irgendwann erreicht die tiefere die höhere, von da an laufen sie parallel weiter nach oben. Die obere Kurve zeigt die Entwicklung eines durchschnittlichen Kindes mit Termingeburt. Die untere zeigt Ilay. Ilay ist ein Kämpfer, sagt der Arzt. Er hole schnell auf. Ob er gut esse, fragt er dann noch. Wir nicken. Gut, sagt der Arzt. Und dann verrät er uns noch sein Geheimrezept: Macht auf die Babynahrung immer gutes Olivenöl drauf. Extra Virgin. Und guten Parmesankäse. Das schmeckt den Babys besonders gut – und ist gesund!

~

INTENSIV LEBEN!

Lebe intensiv! Nur so kannst du alles erreichen, was du dir vorgenommen hast. Auch wenn du im hintersten Tal, hinter den Bergen aufgewachsen bist.

Das habe ich in meinem Leben gelernt.

Geh an alles, was du machen willst, mit Freude heran! Gib deinem Tun einen Sinn!

Versuche, etwas zu bewirken, zu bewegen!

Setze dir dazu Ziele, als kleiner Junge, aber auch als alter Mann! Du musst sie nicht immer erreichen.

Sei offen für die Welt, für das Unmögliche, das Fremde!

Schwierigkeiten sind Bruchstücke im Laufe deines Weges. Hab keine Angst davor!

Umgehe Schwierigkeiten nicht! Bewältige sie!

Nicht in Trauer zurückschauen! Aufarbeiten! Weitergehen!

Gegen die Drift gehen. Gegen den Strom. Wie am Nordpol.

Die Kraft der Welle nutzen.

Bestimme selbst, wohin es geht!

Intensiv leben heißt selbstbestimmt leben.

Lerne aber auch zu verzichten!

Höre auf dein Bauchgefühl! Das hat immer recht.

~

Komm, Hubert, lass uns eine Pause machen. Wir sind in meinem Arbeitszimmer, gehen auf die Terrasse hinaus. Es hat geregnet, nun trocknen die Sonnenstrahlen die Pfützen. Wir atmen die frische Luft ein.

Ilay kommt die Treppe hochgekrabbelt, er steht auf, wackelt ein wenig, dann hat er das Gleichgewicht gefunden. Er läuft auf uns zu, hält Hubert an der Hose fest, zieht daran, lacht. Er ist jetzt bald zwei Jahre alt. Seine goldenen Locken glänzen in der Sonne.

Ein Prachtkerl, sagt Hubert und hebt ihn hoch. Ilay jauchzt und zieht an Huberts Haaren. Gegagi, sagt er in seiner ganz eigenen Sprache, die außer ihm keiner versteht. Noch nicht einmal Hubert, dem ich so dankbar bin und der Kinder versteht wie niemand sonst, dem ich bisher begegnet bin.

~

WELLEN

Ich warte auf die Welle, die mich erfasst, in der ich versuche, die Kontrolle nicht zu verlieren.

Ich schaue hinüber zu meinen Söhnen. Alex, Tim und Nik. Sie schauen zu mir. Die Welle kommt, packt uns, wir reiten sie mit unseren Wind- und Kite-Segeln.

Wir genießen das Wasser, die Wellen, den Wind.

Ich verspüre pure Freiheit, wie damals in Grönland, am Nordpol, im Tiefschnee am Berg.

Ich schaue auf den Horizont, er ist blau, nicht weiß wie in Grönland und am Pol.

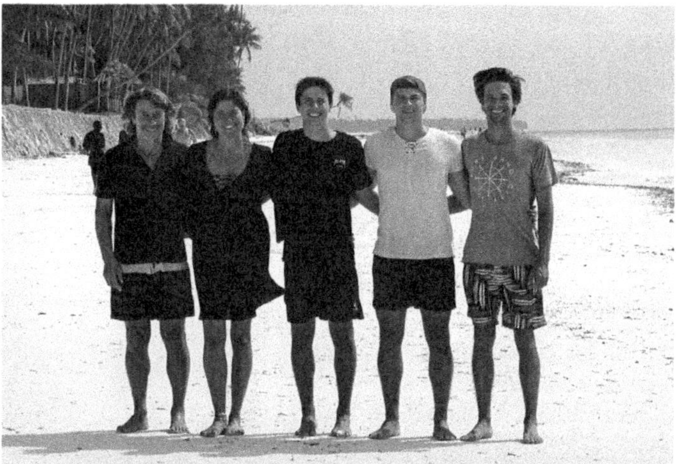

2019: Kite-Urlaub auf Sansibar mit Cristina und unseren Söhnen Nik, Tim und Alex (v.l.n.r.)

Ich beobachte die jugendliche Unbeschwertheit meiner Buben. Sie surfen und kiten mir davon.

Bald bin ich erschöpft und setze mich zu meiner Frau an den Strand. Sie lächelt.

Die Buben surfen weiter. Sie werden nicht müde.

Ich bin dankbar.

ZEITLEISTE

1953: *Geburt in Brixen am 27. Oktober*

1964: *Schulbesuch im Johanneum in Dorf Tirol*

1965–1969: *Schulbesuch im Vinzentinum in Brixen*

1969–1972: *Besuch des Gymnasiums in Meran*

1970: *Günthers Tod im Juni*

1972–1978: *Studium in Innsbruck*

1974–1975: *Sportlehrer in Eppan*

1979: *Militärdienst*

1980: *Beginn der Tätigkeit am Krankenhaus in Bozen*

1985: *Tod des Vaters im März*

1985: *Siegfrieds Tod im Juni*

1986: *Erste Himalaja-Expedition zum Mount Everest und zum Lhotse*

1989: *Zweite Himalaja-Expedition zum Lhotse*

1990: *Toronto*

1993: *Grönland-Expedition*

1995: *Nordpol-Expedition*

1995: *Tod der Mutter im November*

1996: *Alex' Geburt im März*

1997: *Übernahme der Neonatologie in Bozen*

1999: *Mongolei-Expedition*

2000: *Tims Geburt im März*

2000: *Dritte Himalaja-Expedition zum Nanga Parbat*

2001: *London*

2003: *Niks Geburt im Februar*

2007: *Vierte Himalaja-Expedition mit der gesamten Familie zum Nanga Parbat*

QUELLEN

[1] Heinrich Heine, *Reisebilder*, Reclam, S. 226, 231
[2] Max Frisch, *Biedermann und die Brandstifter*, © Suhrkamp Verlag, Frankfurt am Main 1958. Alle Rechte bei und vorbehalten durch Suhrkamp Verlag Berlin, S. 27
[3] ebd., *S. 39*
[4] Franz Kafka, *Die Verwandlung*, Reclam, S. 5 f.
[5] Immanuel Kant, *Kritik der praktischen Vernunft*, Suhrkamp, S. 178
[6] Fridtjof Nansen, *Auf Schneeschuhen durch Grönland.* 1888-1889, © Edition Erdmann in der Verlagshaus Römerweg GmbH, Wiesbaden 2016, S. 149 f., 173 ff.
[7] Fridtjof Nansen, *Auf Schneeschuhen durch Grönland*, Safari, S. 302
[8] Christoph Ransmayr, *Die Schrecken des Eises und der Finsternis*, Fischer, S. 112

BILDNACHWEIS

Fließtext:
Alle Fotos: Privatarchiv Hubert Messner, mit Ausnahme von: S. 30, S. 36 (Fotoarchiv Fam. Messner)

Bildteil:
Alle Fotos: Privatarchiv Hubert Messner, mit Ausnahme von: Abb. 1, Abb. 2 (Fotoarchiv Fam. Messner); Abb. 5, Abb. 6 (Karl Heinrich Kastlunger); Abb. 7 (Manuela Prossliner); Abb. 9 (ff/Alexander Alber); Abb. 20, Abb. 21 (Wolfgang Thomaseth); Abb. 22 (Random House/Kay Blaschke)